Thierfelder/Praxl   Fit mit dem Gymnastikball

Susanne Thierfelder/Norbert Praxl

Fit mit dem Gymnastikball

- Lockern und entspannen,
  dehnen und kräftigen

- Der Ball als gesunde Sitzgelegenheit

- Mit vielen Übungen für zu Hause
  und fürs Büro

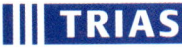

Umschlaggestaltung:
Cyclus · D+P Loenicker, Stuttgart

Fotografien:
Gustel Strobel, Ulm

Textzeichnungen:
Greuel Designbüro, Hamburg
Renate Praxl, München

Lektorat:
Uta Spieldiener
Rudi Crois (GEK)

Die Deutsche Bibliothek –
CIP-Einheitsaufnahme
Fit mit dem Gymnastikball : lockern und ent-
spannen, dehnen und kräftigen ; der Ball als
gesunde Sitzgelegenheit ; mit vielen Übungen für
zu Hause und fürs Büro / Susanne Thierfelder/
Norbert Praxl. – Stuttgart : Thieme, 1997
NE: Thierfelder, Susanne; Praxl, Norbert

Wichtiger Hinweis: Bei allen sportlichen Aktivitä-
ten und damit auch bei den in diesem Werk vorge-
schlagenen Übungen besteht ein erhöhtes Risiko
von Körper- und Gesundheitsschäden. Zusätzliche
Gefahren können durch falsche Ausführung der in
diesem Werk beschriebenen Übungen entstehen.
Autoren, Herausgeber und der Verlag haben zwar
große Sorgfalt darauf verwandt, daß der Inhalt dieses Werkes, insbesondere die beschriebenen Übungen mit dem Gymnastikball sowie die begleiten-
den Hinweise zur Ausführung der Übungen, dem
Stand der Sportwissenschaft bei Fertigstellung des
Werkes entspricht. So wurde dieses Werk von
Fachleuten auch im Hinblick auf Unfallvermeidung
im Umgang mit Sportgeräten wie Gymnastikbällen
verfaßt.
Gleichwohl kann der Verlag keine Haftung für Kör-
per- und Gesundheitsschäden übernehmen, die gegebenenfalls beim Nachvollziehen der in diesem
Werk beschriebenen Übungen entstehen. Dies gilt
insbesondere für selbstverschuldete Unfälle. Vielmehr erfolgt jede Ausführung der in diesem Werk
beschriebenen Übungen auf eigene Gefahr. Insbesondere muß jeder Nutzer in eigener Verantwor-
tung und in allen Zweifelsfragen nach Einholung
eines ärztlichen Rates entscheiden, ob die vorge-
schlagenen Übungen seiner Gesundheit zuträglich
sind und insbesondere mit seiner körperlichen
Konstitution im Einklang stehen.
Jeder Nutzer ist angehalten, in eigener Verantwor-
tung sorgfältig zu prüfen, ob Räumlichkeiten sowie
Sport- und Trainingsgeräte so beschaffen sind, daß
die Gefahr für Leib und die Gesundheit soweit als
möglich ausgeschlossen ist.

Gedruckt auf chlorfrei
gebleichtem Papier

© 1997 Georg Thieme Verlag,
Rüdigerstraße 14,
D-70469 Stuttgart
Printed in Germany
Satz: Fotosatz H. Buck, Kumhausen
Druck: Druckerei Parzeller, Fulda

ISBN-3-89373-371-X

Inhalt

Geleitwort

Der große Gymnastikball entwickelt sich zu dem Star unter den Bällen. Kein Ball hat bisher so viele Veröffentlichungen erfahren, Monographien, Beiträge, Übungsanweisungen – zu Recht. Die Vielfalt seiner Nutzung sportpraktisch und methodisch-didaktisch übertrifft bei weitem den Fußball, denn er ist gleichzeitig Sportgerät und Möbel, Klein- und Großgerät, Hilfsmittel für Rehabilitation und Prävention.

Warum nun dieses Buch? Hier spielt die Überzeugung der Autoren eine wichtige Rolle, ihr Ideenreichtum und ihre Systematik und der Versuch, die Eigenaktivität und die Phantasie der Leser anzuregen. So entstand eine Nutzungsanweisung in leserfreundlicher Art mit Photos, Tabellen und vielen nützlichen Hinweisen. Spaß und Erlebnis stehen auch dann im Vordergrund, wenn es sich um Trainingsvorgänge oder Lernprozesse handelt, etwa beim dynamischen Sitzen, bei den funktionellen Wirkungen durch Kraft und Dehnung, bei systematischen Übungsstunden.

Nutzer dieses Buches sind nicht nur die Übungs- und Kursleiter, denn Kinder und Erwachsene selbst werden durch die vielen gut ausgewählten Vorschläge animiert. Das Wohnzimmer kann zum Übungsplatz werden, und die ganze Familie ist mit einzubeziehen.

Den Autoren Susanne Thierfelder und Norbert Praxl, beide Diplom-Sportwissenschaftler, ist ein »gesundes« Buch gelungen, ein eindrucksvolles Beispiel gesundheitsorientierten Sports. Fitneß- und Gesundheitssport wird hier nie langweilig, umfaßt aber ebenso solides Lernen und konstantes Üben.

Mitmachen ist angesagt, um vertrauter zu werden mit dem neuen Star der Bälle!

Heidelberg, im Januar 1997   Prof. Dr. Hermann Rieder,
                                    Institut für Sport und Sportwissenschaft
                                    der Universität Heidelberg

Zu diesem Buch

Der große Gymnastikball ist aus unserer täglichen Arbeit in der Gesundheitsbera-
tung bei der Schwäbisch Gmünder Ersatzkasse GEK in München bzw. in der Sport-
therapie nicht mehr wegzudenken. In der Rückenschule, bei Gesundheitswochen
mit Kindern, in der Seniorengymnastik, an Informationsständen auf Messen, als
Sitzgelegenheit in Schulen, in der medizinischen Trainingstherapie und vielem an-
derem mehr setzen wir den Ball seit vielen Jahren ein.

Überall kommt der große Gymnastikball gut an. Egal ob bei jungen oder älteren
Menschen, bei einzelnen oder bei Gruppen, der Ball als Übungshilfe in der Gesund-
heitsvorsorge oder als gesunde Sitzgelegenheit wird mit Begeisterung aufgenom-
men.

Die immer wiederkehrenden Fragen und der Wunsch, noch mehr zum Ball und
zu seinen Einsatzmöglichkeiten zu erfahren, veranlaßte uns, dieses Buch zu schreiben. Es soll Helfer, Ratgeber und Ideensammlung sein – sowohl für das individuelle
Training zu Hause und im Büro, als auch für Lehrer und Übungsleiter in Vereinen und
bei der Arbeit mit Gruppen. Ganz wichtig ist uns auch zu vermitteln, wieviel Spaß
das Üben mit dem Ball bringt.

In diesem Sinne wünschen wir Ihnen viel Freude beim Lesen und Trainieren.

München, im Januar 1997   Susanne Thierfelder
                                                                 Norbert Praxl

Einleitung

Der Gymnastikball erlebte in den letzten Jahren einen riesigen Aufschwung. Wurde er früher meist nur in der Krankengymnastik verwendet, sieht man ihn jetzt immer häufiger als Sitzgelegenheit in Schulen und Büros. Doch damit sind seine Einsatzmöglichkeiten noch lange nicht ausgereizt, denn auch aus dem Fitneßbereich ist der Gymnastikball heute nicht mehr wegzudenken. Und haben Sie schon mal auf dem Ball »getanzt«? Auch Ihr Kind wird Freude an spielerischen Übungen mit dem Ball haben. Und nach einem harten Arbeitstag bietet der »große Runde« das ideale Terrain für einige Minuten der Entspannung.

Das finden Sie in diesem Buch

- Das Kapitel »Wissenswertes zum Gymnastikball« bietet allgemeine Informationen, z.B. über den Umgang mit dem Ball und über seine Einsatzmöglichkeiten.

- Im Kapitel »Der Gymnastikball als Sitzgelegenheit« erfahren Sie, warum es so günstig ist, auf dem Ball zu sitzen und wie Sie es richtig machen.

- Wollen Sie einfach nur Spaß an der Bewegung mit und auf dem Ball haben? Dann schauen Sie in »Spaß mit dem Gymnastikball« rein. Hier finden Sie
  - Übungen zur Gewöhnung an den Ball
  - Anregungen zum »Tanzen« auf dem Ball bzw. zu rhythmischen Bewegungen mit Musik – zum Aufwärmen oder aktiv sein
  - Anregungen zum Thema »Kleine Spiele mit dem Ball« und »Mit dem Kind auf dem Ball« – für neue Spiele sind Ihrer eigenen Kreativität keine Grenzen gesetzt

- Auch beim »Entspannen und Lockern« kann Ihnen der Gymnastikball hilfreich sein.

- Interessiert es Sie, wie Sie den Ball als Trainingsgerät richtig nutzen, dann finden Sie eine große Auswahl an Kräftigungs- und Dehnungsübungen im Kapitel »Mit dem Gymnastikball trainieren«.

- Um Ihnen das richtige Zusammenstellen von Übungen zu erleichtern, geben wir im Abschnitt »Die Trainingsgestaltung« Hinweise zum Aufbau Ihres individuellen Trainingsprogramms.

- Im Kapitel »Trainingsprogramme« erwarten Sie verschiedene Übungsabfolgen für unterschiedliche Trainingsziele, auch fürs Büro, die besonders die Kräftigung und die Dehnung berücksichtigen.

● Der Abschnitt »Stundenbilder« richtet sich an all jene, die den Gymnastikball für Übungsstunden, z.B. mit Kindern oder Senioren, nutzen wollen. Hier finden Sie ausgearbeitete Gruppenstunden.

Ganz ausdrücklich wollen wir Sie darauf hinweisen, daß dieses Buch keine Therapie ersetzen will und kann. Sollten Sie akute Beschwerden haben, führt kein Weg an einem Arzt vorbei!

Wissenswertes zum Gymnastikball

Gymnastikball, Powerball, Sitzball, Therapieball, Pushball, Rehaball, Physioball oder Pezziball, dies sind alles Namen, die ein und dieselbe Sache beschreiben. Das Gerät, um das es sich in diesem Buch handelt, ist ein großer, aufblasbarer, elastischer Kunststoffball. Es gibt ihn in verschiedenen Größen und Farben, von verschiedenen Herstellern. Darüber hinaus können sie sich durch unterschiedliche Kunststoffzusammensetzung und Hüllenstärke in ihrer Belastbarkeit, Flexibilität und Oberflächenbeschaffenheit unterscheiden. Neben diesen Varianten des Balles gibt es noch Sonderformen mit Füßchen zum Sitzen oder mit Handgriffen zum Hüpfen. Sie haben jedoch nur einen begrenzten Einsatzbereich, da sie gerade bei der Gymnastik hinderlich sein können.

Darauf sollten Sie achten

- Wählen Sie den Gymnastikball nach dem Verwendungszweck aus. Wird der Ball zum Herumtoben benutzt, dann sollte er eine robuste Hülle haben.

- Achten Sie darauf, daß der Ball vom TÜV geprüft ist und das GS-Zeichen (»geprüfte Sicherheit«) trägt.

- Nutzen Sie den Ball als Sitz- und Gymnastikgerät, ist es besonders wichtig, die richtige Ballgröße zu verwenden. Welche Größe für Sie die richtige ist und wie Sie diese bestimmen, erfahren Sie in Tabelle 1 und 2 auf Seite 17.

- Vorsicht, der aufgedruckte Durchmesser oder Umfang des Balles darf beim Aufpumpen nicht überschritten werden! Unterschreiten ist dagegen kein Problem und bietet sich sogar an, um den Ball optimal an die eigene Körpergröße anzupassen (siehe S. 17).

- Machen Sie sich zunächst langsam und vorsichtig mit dem Gymnastikball und seinen gewöhnungsbedürftigen Eigenschaften vertraut. Der Abschnitt Ballgewöhnung auf Seite 21 hilft Ihnen dabei.

- Halten Sie den Gymnastikball fern von spitzen und scharfen Gegenständen, die ihn beschädigen könnten.

- Verwenden Sie zum Öffnen des Stöpsels einen stumpfen Gegenstand, zum Beispiel einen Löffel.

- Hitze und starke Sonnenbestrahlung schaden dem Ball. Deshalb sollten Sie den Ball nie in die unmittelbare Nähe eines heißen Ofens oder eines eingeschalteten Heizkörpers legen. Vermeiden Sie an sehr warmen Tagen ebenso den Transport oder die Lagerung des Balles im Auto.

● Sollte Ihr Ball einmal ein Loch bekommen, raten wir von Flickversuchen dringend ab. Der Ball ist dann nicht mehr ausreichend belastbar.

Wenn Sie den Gymnastikball nicht den eben genannten Gefahren aussetzen und sorgfältig behandeln, ist er sehr belastbar; haben Sie also nicht zu viele Bedenken beim Trainieren und Spielen mit dem Ball.

Wie pumpe ich den Ball auf?

Gewöhnlich bekommt man den Gymnastikball in unaufgeblasenem Zustand. Mit Hilfe des meist beiliegenden Adapters kann man den Ball mit einem Blasebalg oder einer einfachen Fahrradpumpe aufblasen. Sie können ihn aber auch an einer Tankstelle mit dem Druckluftbehälter für Autoreifen füllen. Noch vorteilhafter sind elektrische Kompressoren, wie sie für den Freizeitbedarf angeboten werden. Sie lassen den Ball ohne Mühe groß und rund werden.

Sollte kein passender Adapter beiliegen, dann sehen Sie sich mal in einem guten Fahrradladen um. Dort sind meist Adapter für verschiedene Pumpen bzw. Ventile erhältlich. Beim ersten Aufpumpen ist der Ball noch etwas steif und deshalb noch nicht vollkommen dehn- und belastbar. Pumpen Sie ihn in Etappen und bei Raumtemperatur auf. Das Material wird nach einigen Tagen elastischer, so daß Sie dann nachpumpen können, falls es für die richtige Sitzhöhe erforderlich ist.

Wohin mit dem Ball, wenn er nicht benutzt wird?

Nun sind Sie Besitzer eines solchen Balls, und unweigerlich stellt sich die Frage: Wohin damit, wenn ich ihn gerade nicht benutze? Um den Ball ganz aus dem Weg zu schaffen, bietet sich die Badewanne oder Dusche als Lagerstätte an. Oder lassen Sie ihn doch einfach an einem Ort, an dem ihn jeder sehen kann. Sie werden sich wundern, wieviel Interesse der Ball bei Ihren Besuchern weckt.

Wann ersetze ich den Ball durch einen neuen?

Wie bei jedem Ball hängt die Lebensdauer von der Art und Häufigkeit des Gebrauchs ab. Falls der Ball – etwa bei Kursen – fast täglich im Einsatz ist, sollte er spätestens nach zwei bis drei Jahren ersetzt werden. Benutzen Sie keine Bälle, die jahrelang im Eck lagen, unförmig, beschädigt oder rissig sind. Eine Neuanschaffung ist hier immer besser, als einen Unfall zu riskieren. Am Ende des Buches finden Sie eine günstige Bezugsquelle für TÜV-geprüfte Bälle.

Wozu kann man den Gymnastikball nutzen?

Der Gymnastikball bietet eine Menge unterschiedlicher Einsatzmöglichkeiten:

- Er läßt sich als alternative Sitzgelegenheit verwenden.
- Zur Kräftigung, Dehnung und Verbesserung der Koordination dient er als vielseitiges Trainingsgerät.
- Fürs Entspannen und Lockern ist er sehr hilfreich.
- Oder nutzen Sie ihn, um sich einfach mit Spaß und Freude zu bewegen.
- Der Gymnastikball ist für jedes Alter geeignet, vom Säugling bis zum Senioren.
- Er eignet sich gut zum Spielen – nicht nur für die Kleinen.
- Als spezielles Trainings- und Entlastungsgerät hat er sich in der Schwangerschaft bewährt.
- Sehr häufig wird der Gymnastikball in der Krankengymnastik verwendet.
- In der pädagogisch-therapeutischen Arbeit, vor allem mit Kleinkindern, wird er oft eingesetzt.
- Und schließlich läßt sich der Therapieball zur Förderung der Psychomotorik bei geistig oder körperlich Behinderten sowie bei psychisch Kranken nutzen.

Die letzten 4 Punkte werden in diesem Buch jedoch nicht beschrieben, da hierzu die spezielle Anleitung eines Therapeuten notwendig ist. Sie werden hier nur der Vollständigkeit wegen erwähnt.

Der Gymnastikball als Sitzgelegenheit

Probleme durch langes Sitzen

Zwischen den einzelnen Wirbeln der Wirbelsäule liegen – sozusagen als Polster – ringförmige Knorpel: die Bandscheiben (siehe Abb. 2). Wird die Druckbelastung in der Bandscheibe in verschiedenen Positionen gemessen, so ist ein Belastungsanstieg von etwa 245 Newton im Liegen auf 980 Newton im Stehen und auf 1400 Newton im Sitzen zu erkennen (1000 Newton entspricht der Belastung, der durch 100 kg entsteht). Sitzen wir darüber hinaus mit krummem Rücken, so wirkt sich diese Haltung noch ungünstiger auf die Wirbelsäule aus. – Die Belastung steigt von 1400 auf 1800 Newton (siehe Abb. 1).

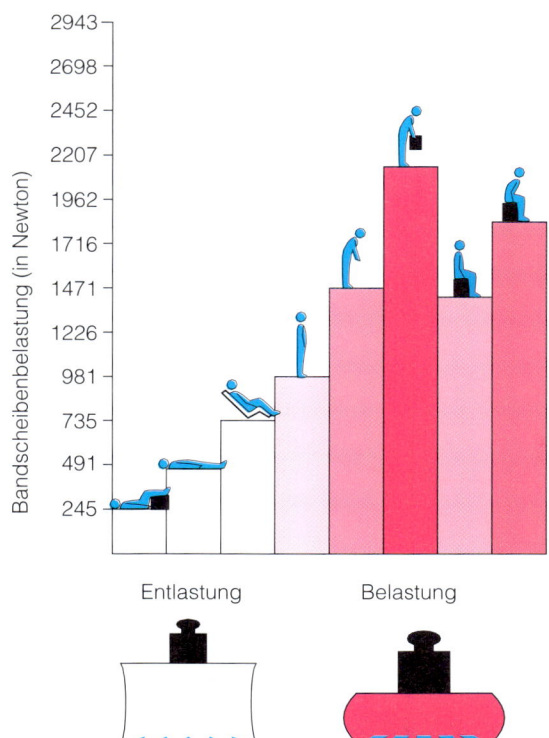

Abb. 1:
Bandscheibenbelastung bei verschiedenen Körperhaltungen

Die Folge einer derart hohen Dauerbelastung ist die vorzeitige Abnutzung der Bandscheiben, die sich mit starken Rückenbeschwerden bemerkbar macht. Langes Sitzen, insbesondere mit krummem Rücken, führt jedoch meist vor Eintreten von Bandscheibenschäden zu Muskelverkürzungen, kombiniert mit Muskelschwächen. Eine unphysiologische, also nicht der Regel entsprechende Beanspruchung der Bänder und Gelenke, nicht nur auf die Wirbelsäule begrenzt, ist die Folge. Das Resultat sind Schmerzen, die im gesamten Körper spürbar sein können.

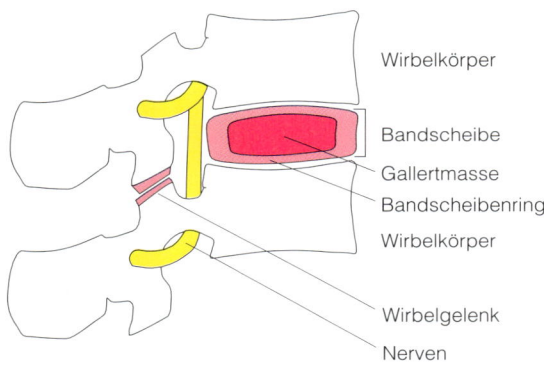

Wirbelkörper

Bandscheibe

Gallertmasse
Bandscheibenring

Wirbelkörper

Wirbelgelenk

Nerven

Abb. 2:
Entlastete und gesunde Bandscheibe. Bei einer rückenfreundlichen, wirbelsäulenschonenden Haltung lastet auf der Wirbelsäule und den Bandscheiben ein gleichmäßiger Druck.

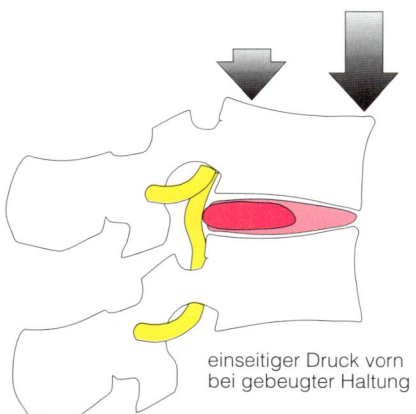

einseitiger Druck vorn
bei gebeugter Haltung

Abb. 3:
Einseitiger Druck vorn bei gebeugter Haltung. Bei einer krummen oder rückenfeindlichen Haltung (z.B. Übereinanderschlagen der Beine) erhöht sich der Druck an bestimmten Stellen in der Wirbelsäule und Bandscheibe. Vorzeitige Abnutzung, Schmerzen und schlimmstenfalls ein Bandscheibenvorfall sind die Folgen.

Die Schlußfolgerung ist:

- Sitzen Sie aufrecht und »dynamisch«.
- Vermeiden Sie langes, »monotones« Sitzen; wechseln Sie häufig die Haltung.
- Machen Sie ab und zu kurze Bewegungspausen, z.B. mit dem Büroprogramm auf Seite 111.
- Trainieren Sie Ihren Körper, damit er Belastungen besser toleriert.

Welche Vorteile bietet der Ball gegenüber einem Stuhl?

- Er ermöglicht Ihnen ein aktives, »dynamisches« Sitzen. Das heißt, Sie werden nicht in eine starre Sitzhaltung gezwungen, sondern Sie können mit dem Ball während des Sitzens kleine Bewegungen ausführen. Sie vermeiden dadurch eine lange monotone Haltung.

- Die aufrechte, wirbelsäulenschonende Sitzhaltung fällt auf dem Ball wesentlich leichter als auf einem herkömmlichen Stuhl: Der Gymnastikball unterstützt eine günstige Beckenhaltung, und das für Ihren Rücken ungünstige Übereinanderschlagen der Beine werden Sie auf dem Ball kaum machen (siehe Abbildung 2 und 3).

- Dem Ball fehlt eine Lehne, und er ist zudem ein instabiler Sitzplatz, dadurch müssen Ihre Muskeln ständig aktiv sein und die Sitzposition stabilisieren. Das kräftigt die Muskulatur.

- Unsere Bandscheiben haben keine Blutgefäße. Kleine Bewegungen und vor allem das leichte Federn auf dem Ball bewirken eine ständige Be- und Entlastung der Bandscheiben. Die Bandscheiben werden dadurch mit Nährstoffen versorgt. Ein vorzeitiger Verschleiß wird so verhindert (siehe Abb. 4).

- Ferner können Sie Unruhe und Nervosität durch leichtes Federn oder durch kleine Bewegungen abbauen.

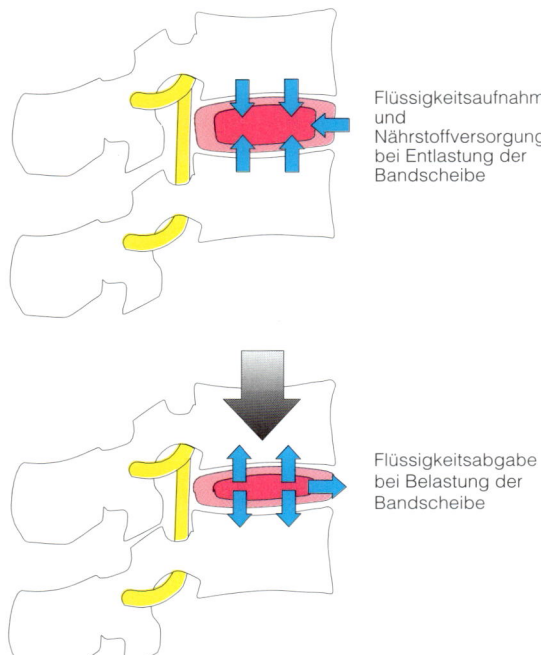

Flüssigkeitsaufnahme und Nährstoffversorgung bei Entlastung der Bandscheibe

Flüssigkeitsabgabe bei Belastung der Bandscheibe

Abb. 4:
Das Schwammprinzip der Bandscheibenernährung

Wie groß soll mein Gymnastikball sein?

Voraussetzung, um die Vorteile des Balles zu nutzen, sind, neben rutschfesten Schuhen und lockerer Kleidung, eine an die Körpergröße angepaßte Ballgröße und Tischhöhe.

Da es verschiedene Ballgrößen (angegeben wird der Durchmesser) zu kaufen gibt, ist es äußerst wichtig, die individuell optimale Größe bestimmen zu können. Hierzu müssen Sie auch wissen, daß dieselben Durchmesserangaben nicht immer korrekt die gleichen Ballgrößen angeben. Die Größe des Balles kann zwischen den einzelnen Herstellern variieren! Deshalb ist es am günstigsten, vor dem Kauf einmal zur Probe auf dem Ball zu sitzen. Zum aufrechten Sitzen müssen Sie Ihr Becken nach vorne kippen. Dies gelingt Ihnen gut, wenn beim Sitzen die Knie tiefer als das Becken sind. Der Winkel zwischen Oberkörper und Oberschenkel ist damit etwas größer als 90 Grad (siehe »Die korrekte Sitzhaltung auf dem Gymnastikball« auf Seite 20).

Ist ein Probesitzen nicht möglich, kann Ihnen folgende Tabelle eine grobe Orientierung geben:

Tab. 1: Die optimale Ballgröße nach Körpergröße

Körpergröße	Balldurchmesser	Ballumfang
135 bis 160 cm	55 cm	173 cm
160 bis 180 cm	65 cm	204 cm
ab ca. 180 cm	75 cm	236 cm

Arm- und Beinlängen weichen bei Menschen gleicher Körpergröße manchmal deutlich voneinander ab. Es besteht jedoch ein enger Zusammenhang zwischen Arm- und Beinlänge. Und da sich der Arm besser als das Bein messen läßt, bietet seine Länge, von den Fingern bis zur Achsel gemessen, ein genaueres Maß als die Körpergröße.

Tab. 2: Die optimale Ballgröße nach der Armlänge

Armlänge in cm	max. Balldurchmesser in cm
bis 45	35
46 – 55	45
56 – 65	55
66 – 80	65
größer 80	75

Durch Verändern der Luftmenge können Sie den Ball dann noch in begrenztem Rahmen an Ihre Körpergröße anpassen. Dies ist gerade bei Kindern ideal. Der Ball kann durch einfaches Aufpumpen bis zu einer gewissen Größe »mitwachsen« und bietet so eine günstige Alternative zu einem teuren Stuhl.

Wie hoch soll mein Schreibtisch sein?

Damit Sie die korrekte Sitzhaltung auch beim Arbeiten an Ihrem Schreibtisch einhalten können, muß die Tischhöhe passen. Die Tischhöhe sollte so gewählt sein, daß sich die Ellbogen bei aufrechter Sitzhaltung in Höhe der Tischkante befinden (siehe Abb. 5), dabei hängen die Schultern locker nach unten.

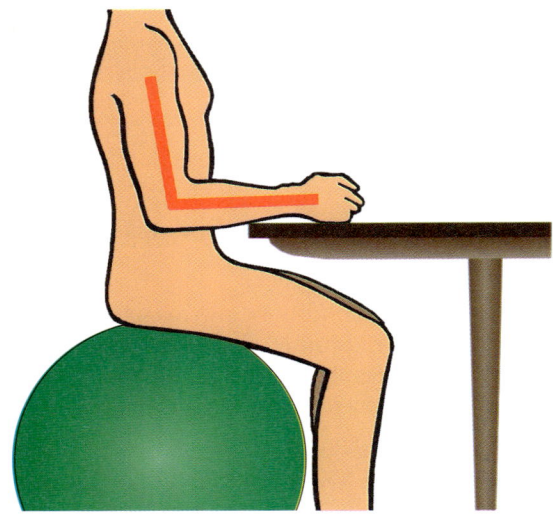

Abb. 5:
Die optimale Tischhöhe

Wie gestalte ich meinen Arbeitsplatz richtig?

Nun ist der Gymnastikball kein Wunderball. Und genauso wichtig wie das richtige Sitzen ist es, den Arbeits- bzw. Sitzplatz zu überdenken:

Steht Ihr Computermonitor seitlich vor Ihnen, und müssen Sie ständig dorthin schauen? Telefonieren Sie viel und klemmen dabei den Telefonhörer zwischen Schulter und Ohr? Oder haben Sie andere Gewohnheiten, durch die Sie stets der gleichen Belastung ausgesetzt sind? Betrachten Sie sich und Ihren Sitzplatz einmal unter derartigen Fragestellungen! Bemühen Sie sich, Arbeitsplatz und Arbeitsablauf möglichst abwechslungsreich zu gestalten.

Was soll ich noch beachten?

Versuchen Sie nicht gleich in den ersten Tagen acht Stunden auf Ihrem neu erworbenen Objekt zu sitzen, sonst könnte es sein, daß der Ball schon am nächsten Tag in der Ecke landet. 10–20 Minuten sind als Einstieg ins »dynamische« Sitzen genug. Geben Sie Ihrem Körper die Chance, sich an die neue Art des Sitzens zu gewöhnen. Durch eine stufenweise Einführung, in der Sie zwischen Ihrem alten Stuhl und dem Gymnastikball abwechseln, ermöglichen Sie dies, ohne dabei den Spaß am Ball zu verlieren. Wie lange Sie am Anfang auf dem Ball sitzen, bestimmen Sie durch Ihr Gefühl. Auch später ist es günstig, zwischen Stuhl, Ball und auch anderen Positionen (Stehen) zu wechseln: Denn gerade diese Abwechslung schont Ihren Rücken.

Vorsicht! Denken Sie daran, daß der Ball wegrollt, wenn Sie sich von ihm erheben. Deshalb vergewissern Sie sich stets, ob der Ball auch tatsächlich dort ist, wo Sie sich setzen wollen. Am besten halten Sie, wenn Sie sich nur kurz erheben, mit den Fingerspitzen Kontakt zum Ball.

Um zu verhindern, daß der Ball ständig im Zimmer umherrollt, wenn Sie nicht darauf sitzen, gibt es verschiedene Möglichkeiten:

- Einige Hersteller bieten Bälle mit kleinen Gummifüßchen an. Diese Variante ist recht praktisch, wenn Sie den Ball in erster Linie zum Sitzen verwenden, behindert aber teilweise bei Übungen.

- Setzen Sie den Ball auf einen kleinen Gummiring (bekommt man im Sportgeschäft) oder auf einen Blumenuntersetzer aus Kunststoff.

- Benutzen Sie eine Ballschale (gibt es meist vom Hersteller des Balles). Jedoch ist diese Schale oft teurer als der Ball selbst.

- Füllen Sie ein wenig Sand in den Gymnastikball. Prellen ist dadurch aber nicht mehr möglich.

Unser Tip für die Nutzung des Balles in Schulen

Einige Schulklassen sind bereits mit Bällen ausgerüstet. Dort hat sich ein »rotierendes System« bewährt: 1/3 der Schüler hat Sitzbälle, 2/3 normale – oder besser noch – ergonomische Stühle. So kann während oder auch nach jeder Schulstunde gewechselt werden. Bereits der Wechsel selbst ist eine Mini-Bewegungspause (siehe »Bewegungspausen in der Schule« auf Seite 120). Für unterschiedlich große Schüler sollten auch verschiedene Ballgrößen zur Verfügung stehen!

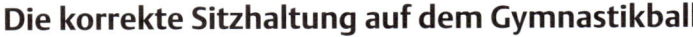

Die korrekte Sitzhaltung auf dem Gymnastikball

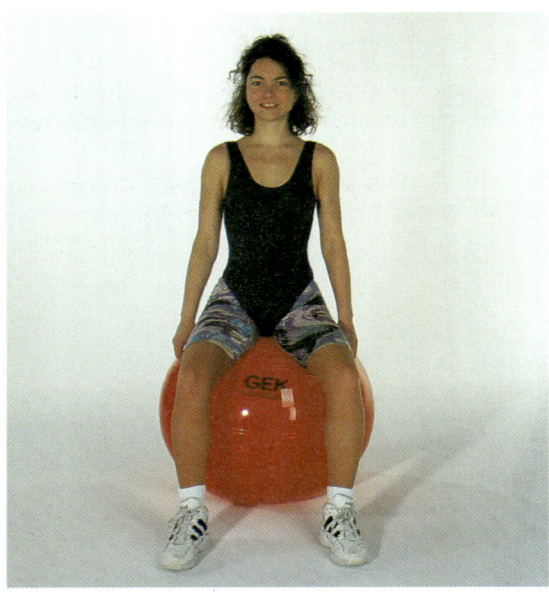

1. Ihre Füße stehen etwas mehr als schulterbreit auf dem Boden, die Fußspitzen zeigen leicht nach außen.

2. Ihre Unterschenkel stehen senkrecht zum Boden.

3. Die Oberschenkellinie verläuft von der Hüfte zu den Knien hin leicht abwärts.

4. Kippen Sie Ihr Becken nach vorne.

5. Heben Sie Ihr Brustbein.

6. Halten Sie Ihren Kopf aufrecht in Verlängerung der Wirbelsäule.

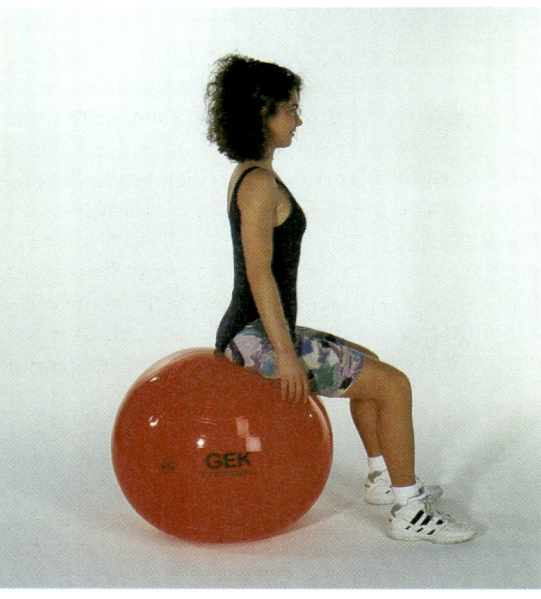

Hinweis:
- Verkrampfen Sie nicht, sondern versuchen Sie bewußt, mit möglichst entspannten Muskeln zu sitzen.
- Es ist nicht sinnvoll, zusätzlich die Schulterblätter hinten zusammenzuziehen.
- Tragen Sie bequeme Kleidung, die ein aufrechtes Sitzen zuläßt.
- Achten Sie auf rutschfeste Schuhe.

Spaß mit dem Gymnastikball

In diesem Kapitel wollen wir Sie auf zahlreiche Verwendungsmöglichkeiten des Balles hinweisen. Wir hoffen, daß wir Ihnen dadurch noch mehr Spaß an Ihrem Ball vermitteln können und Ihnen eine Vorstellung davon geben, in wie vielen Gebieten der Ball einsetzbar ist.

Jedoch kann dies bei der Fülle der Möglichkeiten nur eine Anregung für Sie sein. Setzen Sie Ihre Phantasie und Kreativität ein, und probieren Sie neue Dinge aus. Sie werden sehen, bei der Beschäftigung mit dem Ball fällt Ihnen immer wieder etwas Neues ein!

Ballgewöhnung

Bevor Sie mit den Übungen loslegen, ist es sinnvoll, daß Sie sich an den instabilen Ball gewöhnen. Dazu eignen sich vor allem die Übungen E1 »Federn«, E2 »Beckenwippe«, E3 »seitliche Beckenwippe« auf den Seiten 33–35.

Achten Sie darauf, daß Sie am Anfang beide Füße fest auf den Boden stellen. Halten Sie sich zuerst an einem stabilen Möbelstück oder einer Wand fest. Wenn Sie sich sicherer fühlen, dann machen Sie die gleichen Übungen ohne festhalten. Wenn Sie es sich zutrauen, können Sie als Steigerung die Variationen von E1 »Federn« mit Armen und Beinen durchführen.

Der Tanz auf dem Ball – aufwärmen und aktiv sein mit Spaß

Ganz besonders viel Spaß macht es, sich mit dem Ball zur Musik zu bewegen. Schalten Sie Ihre Lieblingsmusik ein und los geht's! Hopsen Sie nach Lust und Laune auf Ihrem Ball. Schon nach nur 5 Minuten werden Sie merken, wie fit Sie sich nach einem anstrengenden Arbeitstag fühlen. Ihren Kreislauf können Sie damit bestimmt wieder in Schwung bringen. Der »Tanz« eignet sich auch hervorragend als Erwärmung für Ihre Kräftigungs- und Dehngymnastik aus dem Kapitel »Mit dem Gymnastikball trainieren«. Machen Sie sich 5–10 Minuten mit den Übungen im Sitzen warm.

Hier nun eine Auswahl von Übungen, die Sie hintereinander zu dem Rhythmus Ihrer Musik durchführen können. Zum Teil steht in Klammern die Nummer der Übung. Unter dieser Nummer können Sie im Kapitel »Mit dem Gymnastikball trainieren« ab Seite 52 eine genaue Beschreibung der Übung nachlesen. Muten Sie sich bitte von dieser Auswahl nur die Übungen zu, die Sie sich auch zutrauen. Gerade die letzten vier Übungen sind schwierig und erfordern viel Erfahrung mit dem Ball.

»Federn« auf dem Ball (E1)

»Beckenkreisen«
(Variation aus E2 und E3)

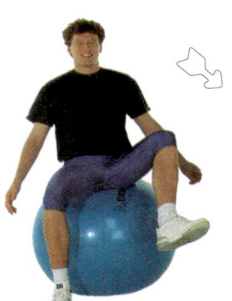

**Bein anheben
und seitlich ab-
stellen**

re/li Bein hochheben, erst
gebeugt, dann gestreckt
(Variation E1)

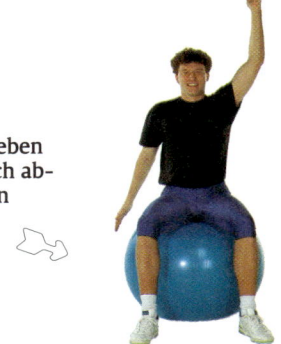

re/li Arm abwech-
selnd zur Decke
heben (Variation E1)

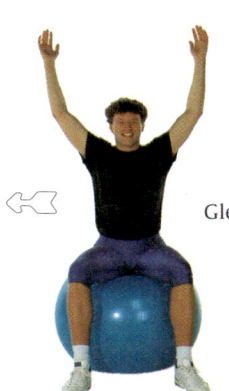

**Im Sitzen eine
ganze Drehung
auf dem Ball**

Gleichzeitig beide Arme
(Variation E1)

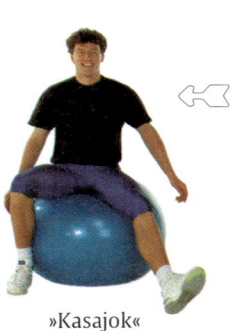

»Kasajok«

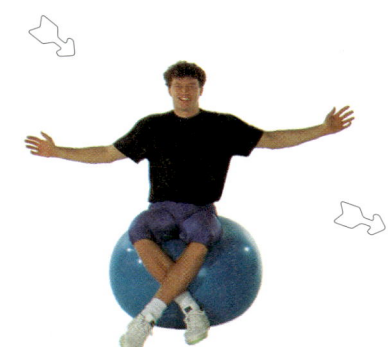

»Beine kreuzen«

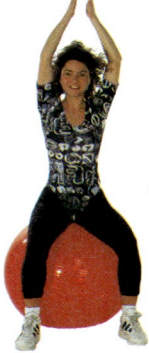

Arme anheben
und klatschen
»Hampelmann«
(Variation E1)

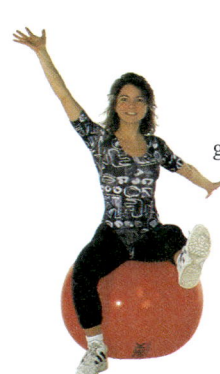

Beine und Arme
gleichzeitig/gegengleich
heben und strecken
(Variation E1)

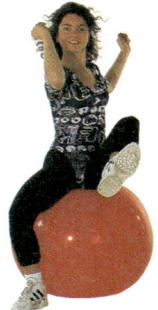

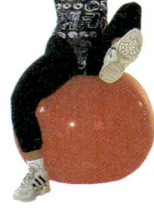

Stehen Sie kurz
auf, und setzen
Sie sich wieder

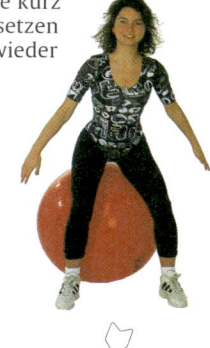

**Verändern Sie die Ausgangs-
stellung: Ball über Kopf heben
und im Kreis laufen**

Rückenlage über
den Ball: »Kleine
Schritte« (K12)

 Richtung ändern

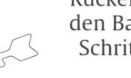

»Ballcancan« (K18),
Beine vorne aus-
strecken und in die
Hände klatschen

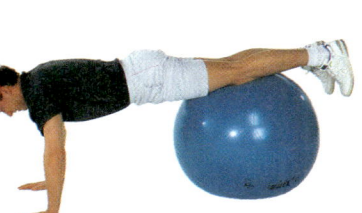

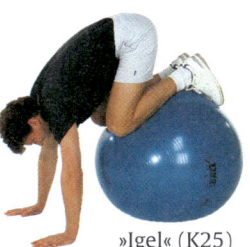

»Igel« (K25)

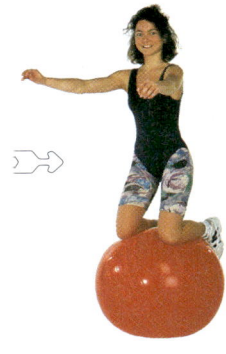

Legen Sie sich mit dem Bauch über
den Ball und »Krabbeln« (K24) Sie
nach vorne und zurück

Und als akrobatischer
Abschluß: kniend auf
dem Ball (Variation K25);
Achtung: diese Übung
ist nur für sehr Geübte
geeignet

Probieren Sie's für sich alleine, in der Rückenschule, als Aufführung mit einer ganzen Klasse usw.!

Bei dieser Übungsreihe ist es wichtig, daß Sie Musik mit einem eher schnellen Rhythmus wählen. Und während Ihrem »Tanz« fällt Ihnen sicherlich noch die eine oder andere zusätzliche Übung ein.

Nach der »Powermusik«, bei der Sie richtig außer Atem gekommen sind, können Sie sich mit einer Dehngymnastik zu einer ruhigeren Musik wieder erholen. Dabei strecken Sie zum Beispiel langsam die Arme zur Decke, atmen bewußt ein und aus, beugen sich langsam zur Seite usw.

Auch die Entspannungs- und Lockerungsübungen (ab Seite 32) sowie die Dehnungsübungen ab Seite 80 können gut von einer ruhigen Musik begleitet werden. Und auch hier sind Ihrer Phantasie für weitere Übungen keine Grenzen gesetzt.

Kleine Spiele mit dem Ball

Spiele mit dem Gymnastikball muß man nicht neu erfinden, sondern können mit etwas Phantasie aus Altbewährtem abgeleitet werden. So entstehen durch kleine Variationen schnell neue Lieblingsspiele.

Sie können die Spiele überall dort ausprobieren, wo mehrere Menschen zusammenkommen, sei es in Schulen, Vereinen oder auf dem nächsten Kindergeburtstag. Folgende Spiele sorgen für den richtigen Spaß in der Gruppe:

Aufwärmspiel

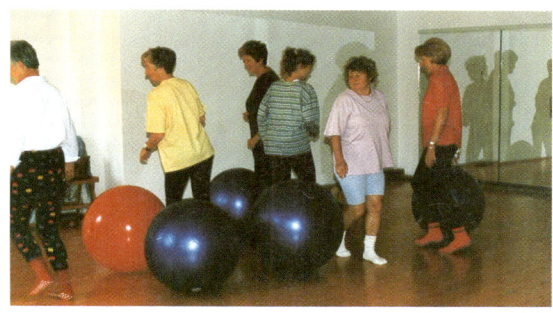

Die Bälle liegen auf dem Boden. Während Musik spielt, laufen alle um die Bälle. Bei Musikende werden verschiedene Aufgaben gegeben:

– Berühre mit verschiedenen Körperteilen (z.B. Knie, Ellbogen) den Ball
– Hüpfe mit dem Ball durch den Raum
– Nimm verschiedene Entspannungslagen ein (z.B. »fauler Käfer« Übung E9 auf Seite 41)
– Zu zweit auf einen Ball setzen, zu dritt auf einen Ball setzen usw.

Verschiedene Staffelspiele

Staffelspiele bestehen immer aus zwei oder mehreren Mannschaften. Bestimmte Aufgaben müssen möglichst schnell erfüllt werden. Jedoch kann natürlich der Wettkampfcharakter immer durch die Idee der gegenseitigen Hilfe abgelöst werden. Start- und Zielpunkt sind in der Regel identisch. Der Weg führt meist um eine Markierung.

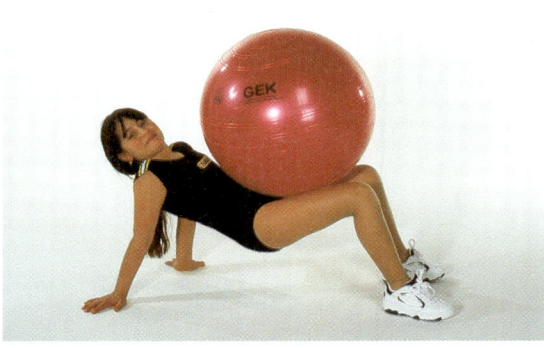

Krebsgang
Jeder legt sich einen Ball auf den Bauch und umläuft im Rückwärtsgang eine Markierung.

Molekülstaffel

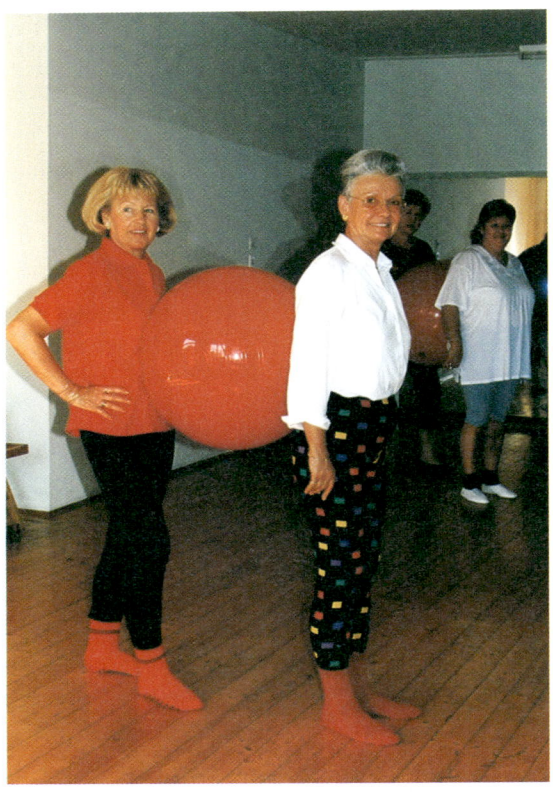

– Zwei Teilnehmer klemmen
  einen Ball ohne Hände zwischen ihren Körpern ein.
– Ball als Variation zwischen
  die Köpfe oder die Bäuche
  einklemmen.
– Zusatzaufgabe: Ball vom
  Rücken auf den Bauch
  wechseln, ohne die Hände
  zu benutzen.

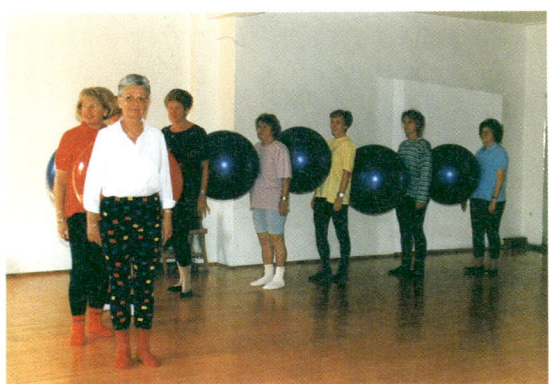

– Zwischen jedem Teilneh-
  mer klemmt ein Ball.
  Die Mannschaft versucht,
  sich in der Schlange zu
  bewegen.

Ball-Prell-Staffel
Jeder Teilnehmer prellt mit
zwei Bällen.

Knieball

Fünf bis sieben Teilnehmer stehen im Kreis. Ein Ball liegt im Kreis auf dem Boden und wird mit den Knien zwischen den Spielern hin- und hergespielt. Die Füße der Spieler bleiben dabei immer auf dem Boden. Der Ball darf den Kreis nicht verlassen. Als Variante kann der Ball blind oder nur mit einem Knie gespielt werden.

Kettenball

Zwei Personen stehen sich gegenüber. Einer rollt den Ball zum Spielpartner, der andere wirft ihn zurück. Versuchen Sie es zuerst mit einem, später dann mit zwei Bällen und mit vier Teilnehmern über Kreuz.

Ballraupe

Legen Sie dazu 3 – 4 Bälle (geht auch mit 2) hintereinander. Nehmen Sie einen kurzen Anlauf und lassen Sie sich bäuchlings über die Bälle rollen. Zwei Spieler stehen zur Absicherung bereit.

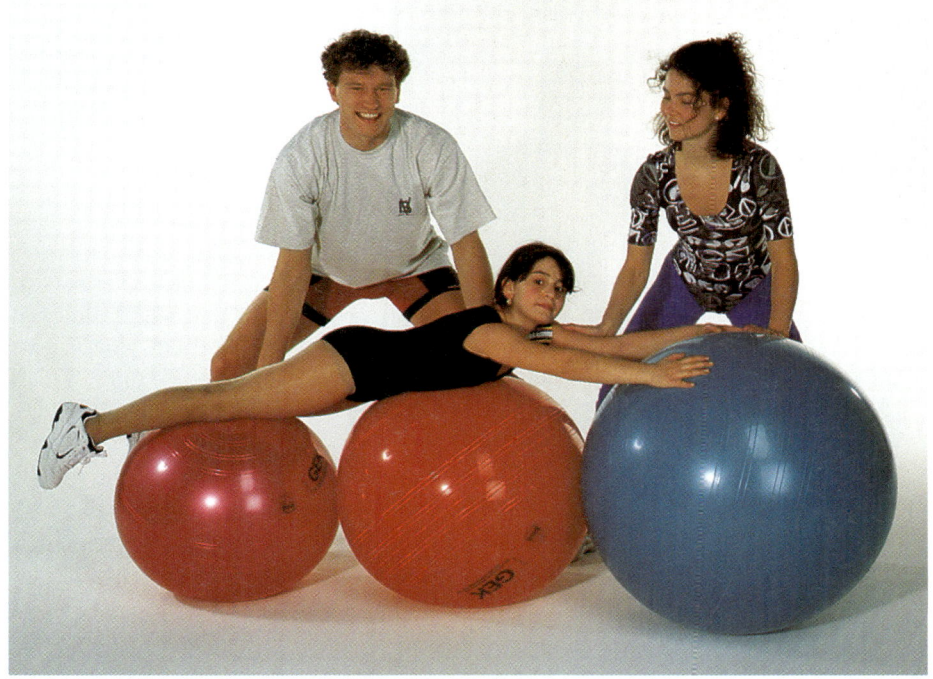

Reise nach Jerusalem

Einige Bälle weniger als Teilnehmer sind im Spiel. Die Musik wird eingeschaltet. Die Bälle liegen auf dem Boden, die Personen laufen um diese herum. Bei Musikstopp

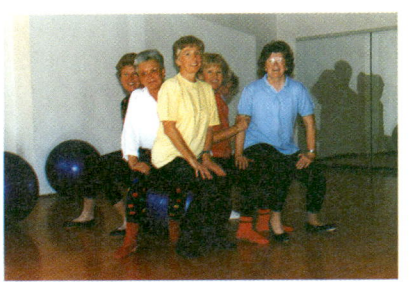

sucht jeder einen Ball zum Sitzen. Diejenigen, die keinen Ball mehr finden, setzen sich zu zweit, dritt oder viert auf einen Ball, nehmen sich auf den Schoß usw. Wichtig ist dabei, daß sich alle gegenseitig helfen; es gibt also kein Ausscheiden.

Prellball

Es gibt zwei Mannschaften (2–4 Spieler), die sich auf einem Spielfeld, das durch zwei Langbänke als »Netz« geteilt ist, gegenüberstehen. Die Spielregeln können je nach Alter und Geschicklichkeit folgendermaßen lauten: Es sind 3 Aktionen (Ballkontakt mit oder ohne Bodenberührung) erlaubt, dann muß der Ball über das »Netz« zur anderen Mannschaft gespielt werden.

Abhängig von den Spielteilnehmern sind weitere Rückschlagspiele möglich:

– Ball über die Schnur (mit höherem Netz als beim Prellball); der Ball darf gefangen werden,
– Handtuch-Ball: Immer zwei Spieler halten ein Handtuch (oder Decke) und fangen und werfen paarweise damit den Ball.

Jägerball in Käferstellung

In Rückenlage liegen 8 bis 15 Spieler im Kreis; die gebeugten Beine zur Kreismitte gerichtet (»liegender Käfer«). Ein Spieler befindet sich in der Kreismitte. Dieser wird durch einen Ball, der von den Kreisspielern mit den Füßen hin- und hergerollt wird »gejagt«. Bei Ballberührung wechselt der Getroffene in den Kreis, der Jäger in die Mitte. Auf spielerische Weise werden die Bauchmuskeln trainiert.
    Variation: Das Spiel kann auch im Sitzkreis (die »Jäger« sitzen auf den Bällen), in Bauchlage oder mit zwei Bällen gespielt werden.

Planetenball

Ebenfalls in der Käferstellung wird der Ball mit den Händen oder allein mit den Füßen weitergereicht. Auf der gegenüberliegenden Seite wird dann ein zweiter Ball ins Spiel gebracht, der den ersten »verfolgt«.
    Das Spiel kann auch als kleiner Wettkampf zwischen den Mannschaften gespielt werden.

Mit dem Kind auf dem Ball

Viele Leserinnen werden den Ball schon aus der Schwangerschaftsgymnastik kennen. Gerade in dieser Zeit können Übungen mit dem Gymnastikball gegen Rückenschmerzen helfen. Probieren Sie dazu auch mal einige Entspannungslagen aus dem Kapitel »Entspannen und Lockern«. Besonders geeignet ist die »Stufenlagerung« (E7), sie tut dem Rücken gut und ist hilfreich zur Entstauung bei Wassereinlagerungen in den Beinen.

Aber auch nach der Schwangerschaft können Sie den Ball gut gebrauchen, denn Kinder jeden Alters haben viel Spaß damit. Setzen Sie Ihr Kind auf den Ball, und lassen Sie es hopsen.

Legen Sie Ihr Kind mit dem Bauch über den Ball, und rollen Sie es vor und zur Seite.

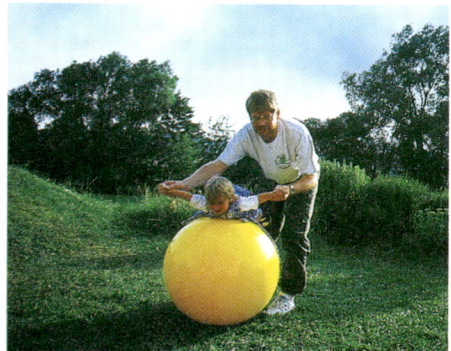

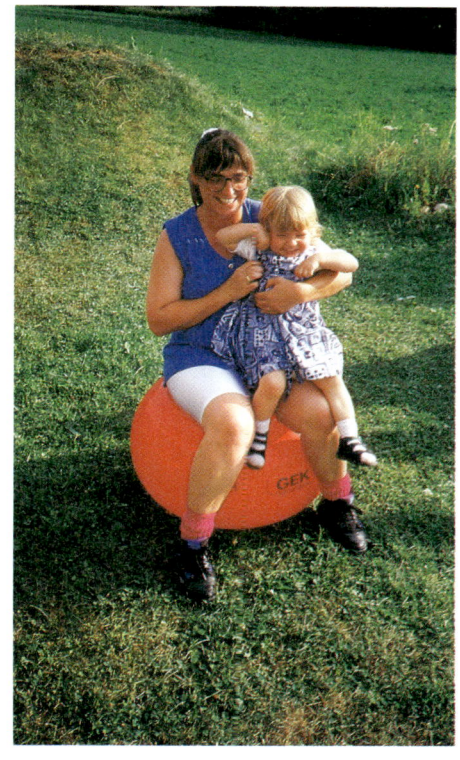

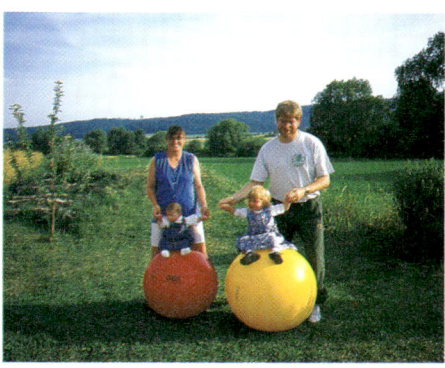

Manchen Kindern kann der Ball das Einschlafen erleichtern: setzen Sie sich mit Ihrem Kind auf den Ball, und hopsen Sie ganz leicht.

Ist Ihr Kind schon größer, so kann es natürlich alle Dehn- und Kräftigungsübungen machen. Sie werden sich wundern, wie geschickt Kinder sind. Übungen, die das Gleichgewicht schulen, machen besonders viel Spaß, z.B. K17 »Waage« und K28 »Wackeliger Stuhl«.

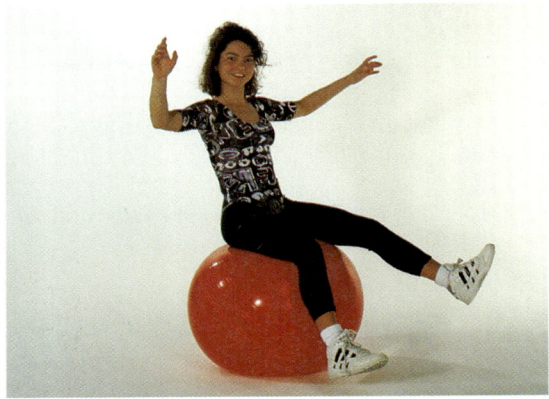

Übungen wie K24 – K27 mit ihren Variationen sind sehr beliebt. Und wenn Sie mit Ihrem Kind auf die Musik, die ihm gefällt »Tanzen« (siehe S. 21 ff.), können Sie sogar den größten Bewegungsmuffel begeistern.

Sehr vorteilhaft erweist sich der Ball als mitwachsender Hausaufgabenstuhl. Lesen Sie hierzu das Kapitel »Der Gymnastikball als Sitzgelegenheit«. Wichtig ist allerdings, daß Sie es Ihrem Kind überlassen, ob es auf einem Stuhl, einem Ball oder vielleicht lieber liegend auf dem Bauch seine Hausaufgaben machen will. Lassen Sie das Kind verschiedene Haltungen ausprobieren. Regen Sie es an, immer mal wieder zu wechseln!

Mit dem großen Gymnastikball gibt es viele Möglichkeiten. Probieren Sie einfach einige aus:

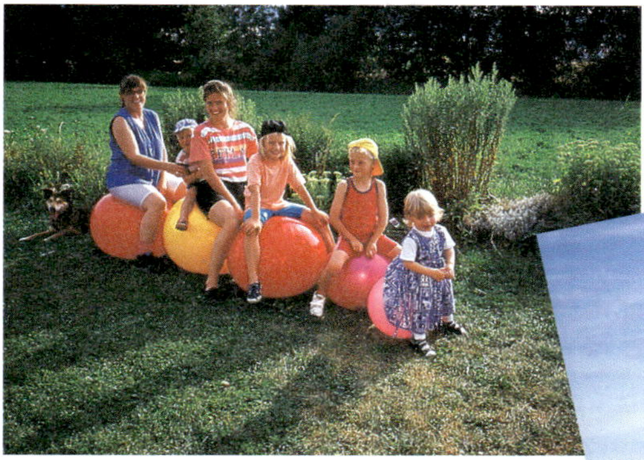

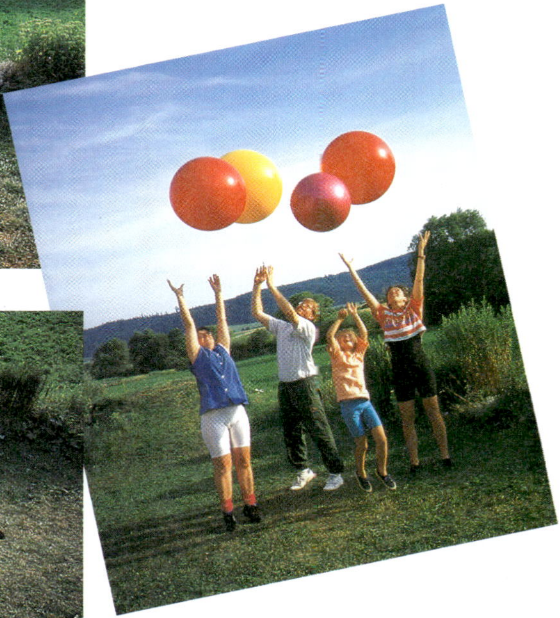

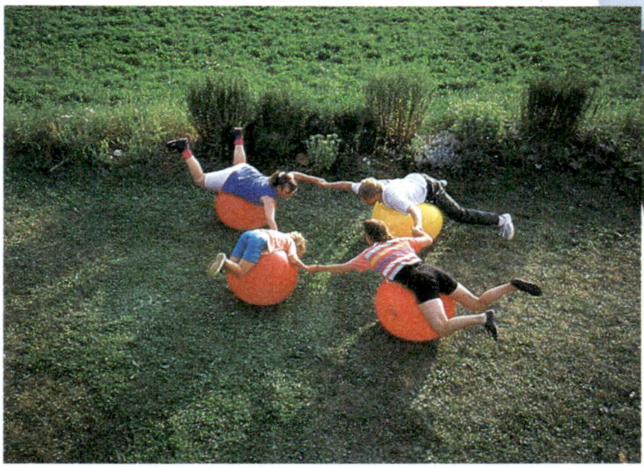

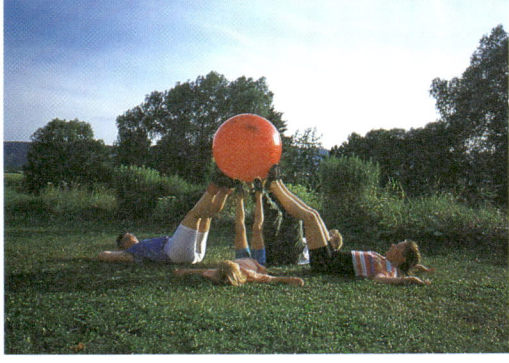

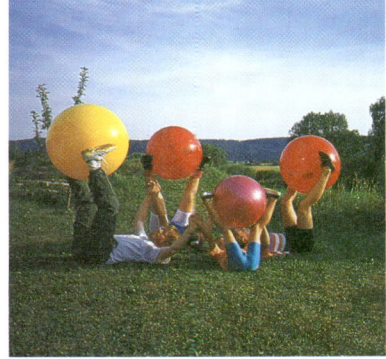

Entspannen und Lockern

Der große Gymnastikball ist ein Gerät, der Entspannungslagen und Lockerungsübungen sehr gut unterstützt und dadurch Ihr körperliches und psychisches Wohlbefinden steigern kann.

Hatten Sie einen anstrengenden Arbeitstag, haben Sie Rückenschmerzen nach langem Sitzen, möchten Sie es sich vor dem Fernseher bequem machen, oder ist Ihnen einfach nach etwas Ruhe und Erholung zumute? Dann probieren Sie doch mal einige der Entspannungslagen aus – solange Sie wollen und solange es Ihnen guttut. Sicherlich finden Sie eine Lage, die Ihnen besonders gut gefällt. Genießen Sie das Entspannen. Vielleicht fällt es Ihnen noch leichter, wenn Sie sich Ihre ruhige Lieblingsmusik dazu einschalten.

Was ist beim Entspannen zu beachten?

Bei den Entspannungslagen, bei denen Sie ruhig liegen, ist es von Vorteil, wenn Sie sich auf Ihren Atem konzentrieren. Beim Einatmen geht der Bauch nach oben, und beim Ausatmen wird er wieder flach. Am Anfang ist es jedoch sinnvoller, wenn Sie Ihre Atembewegungen nur beobachten. Später können Sie versuchen 4 – 5 Atemzüge zu beeinflussen, indem Sie Ihren Bauch beim Einatmen groß und beim Ausatmen flach werden lassen (auf den Bauch gelegte Hände helfen bei der Übung).

Wollen Sie danach wieder frisch und munter sein, dann holen Sie sich aktiv aus der Entspannung zurück. Das schaffen Sie, wenn Sie zum Beispiel 3 – 4 mal die Ellbogen anbeugen und dann die Arme kräftig in Richtung Decke strecken.

Generell gilt natürlich auch bei diesen Übungen: Machen Sie nur das, was Ihnen auch guttut. Schmerzen dürfen nicht auftreten!

Wie Sie die Entspannungs- und Lockerungsübungen in Ihr Trainingsprogramm integrieren können, lesen Sie im Kapitel »Die Trainingsgestaltung« ab Seite 98.

»Federn«

E1

Federn Sie locker auf dem Ball auf und ab.

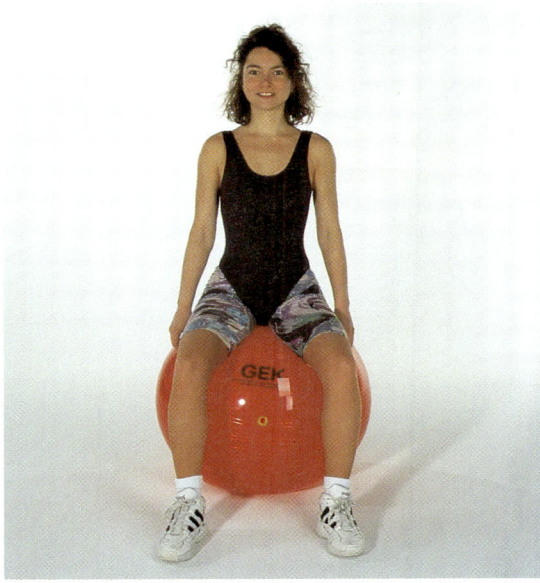

Hinweis:
- Diese Übung wie auch E2 und E3 eignen sich besonders gut zur Gewöhnung an den Ball.
- Wenn Sie sich unsicher fühlen, stützen Sie sich mit den Händen am Ball oder an einem Tisch ab.
- Achten Sie auf einen geraden Rücken.

Variationen:
Sie können …

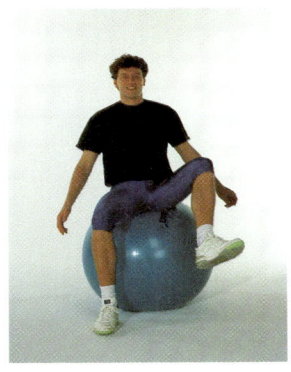

… die Beine gebeugt oder gestreckt mitbewegen.

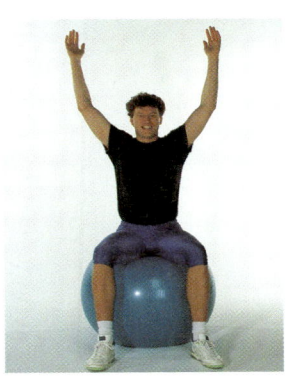

… die Arme wechselweise oder gleichzeitig mitbewegen.

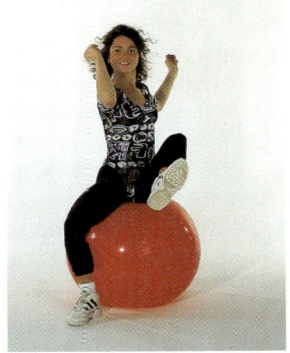

… die Arme und Beine gleichzeitig mitbewegen – diagonal oder als »Hampelmann«.

»Beckenwippe«

E2

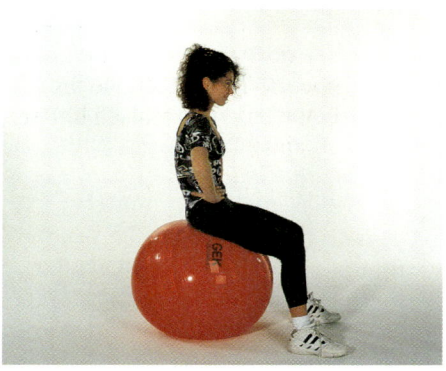

Kippen Sie das Becken nach hinten, dabei rollt der Ball mit dem Gesäß etwas nach vorne.

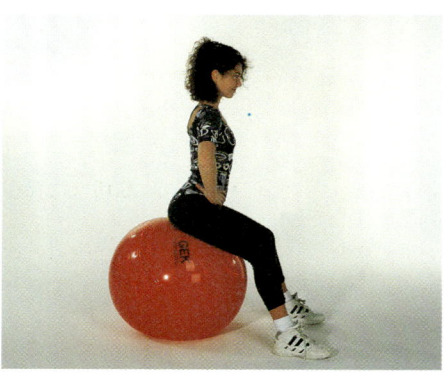

Kippen Sie das Becken nach vorne, dabei rollt der Ball mit dem Gesäß ein wenig nach hinten.

Hinweis:
- Wenn Sie sich unsicher fühlen, stützen Sie sich mit den Händen am Ball oder an einem Tisch ab.
- Wichtig ist, daß die Bewegung aus der Hüfte erfolgt und der Oberkörper dabei ruhig bleibt.
- Ihre Füße bleiben auf der Stelle.

Unser Tip:
Wenn Sie bei der Arbeit unruhig werden, wirken leichtes Federn oder Rollbewegungen mit dem Becken entspannend.

»Seitliche Beckenwippe«

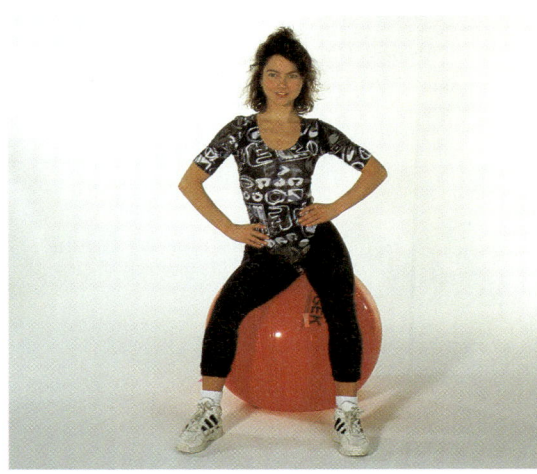

Ziehen Sie abwechselnd das Becken nach rechts und links oben. Wiederholen Sie die Bewegung rhythmisch hintereinander.

Hinweis:
- Wenn Sie sich unsicher fühlen, stützen Sie sich mit den Händen am Ball oder an einem Tisch ab.
- Wichtig ist, daß die Bewegung aus der Hüfte erfolgt und der Oberkörper dabei ruhig bleibt.
- Ihre Füße bleiben auf der Stelle.

Variation:
E2 und E3 können Sie gut zum »Beckenkreisen« verbinden.

»Seitliches Rollen im Knien«

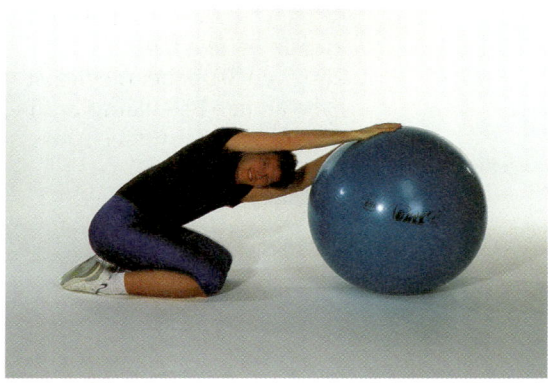

Knien Sie sich vor Ihren Ball, und legen Sie die Hände auf ihn.
Rollen Sie den Ball langsam von rechts nach links, ohne dabei die Hände von ihm zu nehmen.
Wiederholen Sie die Übung mehrmals locker hintereinander.

»Ballehne«

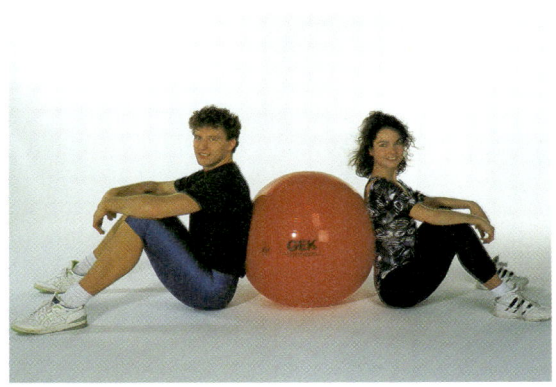

Lehnen Sie sich mit dem Rücken an den Ball.
Rutschen Sie dabei möglichst nahe an den Ball, damit er Ihre Wirbelsäule stützen kann.
Sichern Sie den Ball gegen Wegrollen durch eine Wand, ein Möbelstück oder durch einen Partner.
Die »Ballehne« bietet Ihnen eine gute Möglichkeit, Abwechslung in die starre Sitzhaltung zu bringen!

»Umarmung«

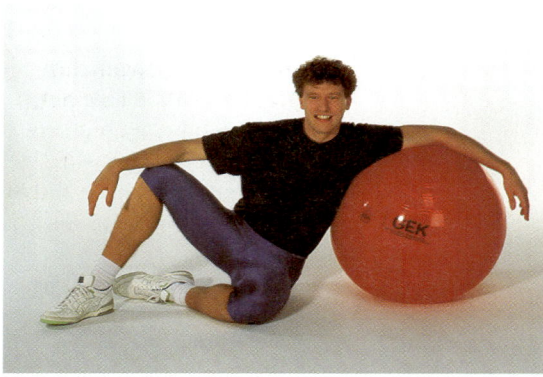

Klemmen Sie sich den Ball seitlich, möglichst nahe am Körper, unter den Arm.
Der Ball stützt Ihren Oberkörper.
Mit der Umarmung können Sie zwischendurch immer mal wieder Abwechslung in Ihre Sitzhaltung bringen.

»Stufenlagerung«

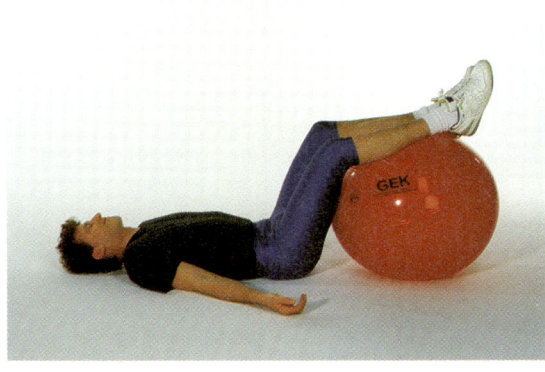

Legen Sie Ihre Unterschenkel auf den Ball.
Wenn Sie es als angenehm empfinden, können Sie den Ball auch ein wenig hin- und herrollen. Diese Übung entlastet Rücken und Bandscheiben besonders gut!

Hinweis:
● Legen Sie eventuell ein kleines Kissen oder Handtuch unter das Kreuz; das stützt die Lendenwirbelsäule.

Variationen:
– Nehmen Sie Ihre Arme mit nach hinten.
– Räkeln Sie sich im Liegen.
– Machen Sie sich ganz »lang«.

Als Partnerentspannung:
Besonders gut entspannen Sie in der Stufenlagerung, wenn ein Partner Sie sanft durchbewegt, indem er:

– die Beine leicht nach hinten zieht (und damit Rücken und die Hüftgelenke entlastet) und dann die Beine sowie den Rücken vorsichtig in Wipp- bzw. Schwingbewegungen versetzt.
– die Beine seitlich auf dem Ball hin und her oder im Kreis bewegt.

Der Liegende gibt jeweils Rückmeldung, wie (intensiv) er die Bewegung wünscht.

»Bogen«

E8

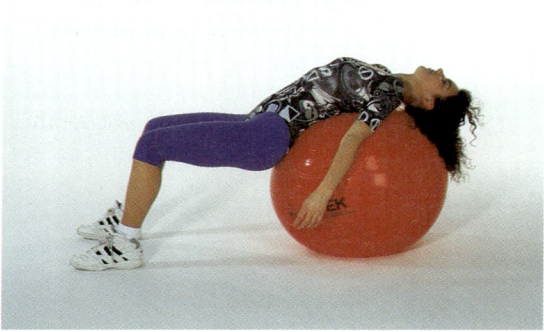

Legen Sie sich mit dem Rücken auf den Ball.

Hinweis:
- Achten Sie gerade bei dieser Übung darauf, daß Sie Ihnen keine Schmerzen bereitet.
- Machen Sie die unten genannten Variationen nur, wenn sie Ihnen guttun.

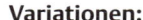

Variationen:
– Nehmen Sie die Arme mit nach hinten.
– Strecken Sie zusätzlich die Beine aus.

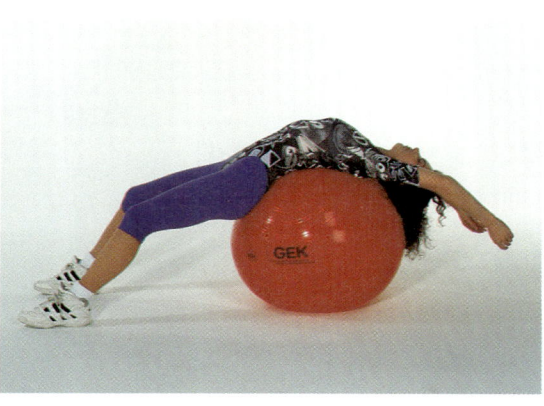

»Fauler Käfer«

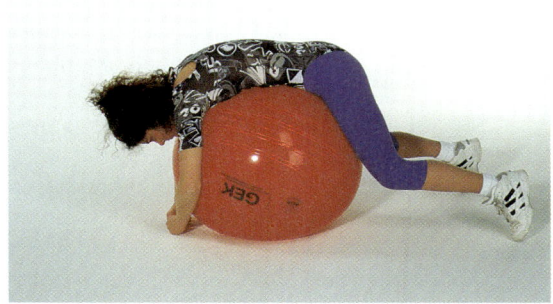

Legen Sie sich locker und entspannt über den Ball. Lassen
Sie sich über den Ball sinken.

Hinweis:
● Wenn Sie es als angenehm
empfinden, können Sie den
Ball leicht vor, zurück oder
zur Seite bewegen.

»Ballmassage«

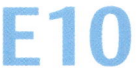

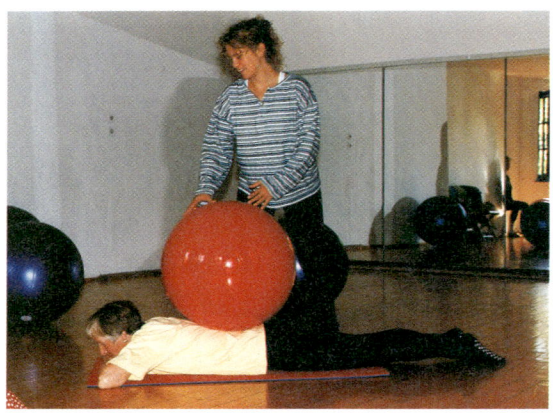

Diese Übung ist eine Partner-
übung. Ein Partner legt sich
auf den Bauch und macht es
sich bequem. Der andere rollt
den Ball von den Füßen, über
die Beine zum Rücken.
Variieren Sie den Druck. Spre-
chen Sie sich gegenseitig ab,
wie der Druck beim Massieren
am angenehmsten ist. Nach
5–10 Minuten wechseln Sie
sich ab.

Mit dem Gymnastikball trainieren

Auf den folgenden Seiten erfahren Sie, wie Sie den Gymnastikball als Trainingsgerät einsetzen können. Dazu zeigen wir Ihnen viele verschiedene Übungen für ein ausgeglichenes Körpertraining.

Haben Sie keine Bedenken, wenn hier von Training die Rede ist, es ist kein leistungs- oder wettkampforientiertes Training gemeint, sondern vielmehr eines mit dem Hauptziel »Wohlbefinden und Gesundheit«. Dadurch werden sogenannte muskuläre Dysbalancen vermieden, und Sie erreichen eine gute und entspannte Körperhaltung. Unter muskulären Dysbalancen versteht man ein Muskelungleichgewicht, z.B. zu schwache Bauchmuskeln und verkürzte Rückenmuskeln. Dadurch können Schmerzen entstehen.

Natürlich können Sie die gezeigten Übungen auch im Leistungssport einsetzen. Dies ist als Ausgleichstraining für einseitig trainierte oder überbeanspruchte Muskulatur günstig. So klagen z.B. viele Tennis- und Fußballspieler über Rückenprobleme. Ein Ausgleichstraining beugt Verletzungen vor und führt langfristig zu besseren Leistungen.

Welche Vorteile bietet der Gymnastikball fürs Trainieren?

Die besonderen Eigenschaften des Balles begünstigen vor allem den Einsatz im Gesundheitssport:

● Das Trainingsgerät Gymnastikball besitzt einen hohen Aufforderungscharakter, das heißt, es macht Spaß, mit ihm zu üben.

● Sie können Übungen mit unterschiedlichen Trainingszielen durchführen (kräftigen, dehnen, Koordination schulen, mobilisieren).

● Ein sehr wichtiges Argument für den Ball ist, daß er, im Gegensatz zu vielen Trainingsmaschinen für den Fitneßsport, Koordination und Gleichgewicht schult. Denn was nutzen kräftige Muskeln, wenn sie nicht koordiniert eingesetzt werden können?

● Neben diesen Pluspunkten aus trainingswissenschaftlicher Sicht liegen die Vorteile des Balles darin, daß Sie äußerst einfach und unkompliziert in der eigenen Wohnung ohne Lärmbelästigung trainieren können. Außerdem ist der Gymnastikball sehr preisgünstig im Vergleich zu anderen Trainingsgeräten.

Wie orientiere ich mich in diesem Kapitel?

Damit Sie die vielen Vorteile im Training mit dem Gymnastikball nutzen können, sind in diesem Kapitel eine große Anzahl Übungen aufgelistet und beschrieben. Für eine leichte Orientierung haben wir uns um Übersichtlichkeit bemüht.

● Die Übungen sind nach ihrem Trainingsziel in zwei Gruppen gegliedert: Übungen zur Kräftigung und Übungen zur Dehnung.

● Jede Übung wird auf einer Seite beschrieben, und jede Übung ist eindeutig gekennzeichnet, um sie jederzeit schnell finden zu können. Die Ziffern stehen jeweils rechts oben auf der Übungsanleitung. So haben die Kräftigungsübungen die Ziffern K1, K2, K3 usw., und die Dehnübungen sind mit D1, D2 usw. gekennzeichnet.

● Die Tabelle 3 auf Seite 45 – 46 dient zur Orientierung über alle Kräftigungsübungen, und die Tabelle 4 auf Seite 48 gibt einen Überblick über die Dehnübungen. In den Tabellen sind für jede Übung Übungskennziffer, Name der Übung, die Seite, auf der sich die Übungsbeschreibung befindet, und die Ausgangsstellung angegeben. Zusätzlich ist die dabei trainierte Muskulatur und gegebenenfalls der Schwierigkeitsgrad der Übung verzeichnet.

● Damit Sie auch wissen, wo sich die trainierten Muskeln befinden, sehen Sie auf Seite 49 eine Darstellung des menschlichen Körpers, in der alle genannten Muskeln eingezeichnet sind.

Wie viele und welche Übungen soll ich machen?

Um ein gutes Training durchzuführen, müssen Sie keinesfalls alle aufgeführten Übungen machen; es genügt, eine passende Auswahl zu treffen. Die einfachste Möglichkeit der richtigen Übungsauswahl: Suchen Sie sich eines der Programme ab Seite 101 nach Ihrem gewünschten Trainingsziel aus. Die Programme stellen für das jeweils angegebene Ziel eine optimale Auswahl an Übungen dar.

Wollen Sie sich Ihr Programm selbst zusammenstellen, so beachten Sie die Hinweise zur individuellen Trainingsgestaltung ab Seite 98.

Sie können sich ein ausgewogenes Trainingsprogramm ausschließlich aus Gymnastikballübungen zusammenstellen. Die Übungen sind jedoch auch hervorragend zur Ergänzung einer Gymnastik- oder Aerobicstunde geeignet.

Was sollte ich noch wissen?

Bevor Sie mit dem Training loslegen, sollten Sie sich mit dem Ball und seinen Eigenschaften vertraut machen (siehe S. 21 »Ballgewöhnung«). An dieser Stelle sei auch darauf hingewiesen, daß es sich beim Trainieren mit den hier beschriebenen Übungen nicht um ein Herz-Kreislauftraining handelt. Hierzu sind die Bewegungsübungen »Tanz auf dem Ball« besser geeignet. Am besten jedoch stärken Sie Ihr Herz-Kreislaufsystem durch dosiertes Ausdauertraining (z.B. Walking, Laufen, Schwimmen, Radfahren oder Aerobic).

Wollen Sie intensiv trainieren, gehört zu Ihrem Trainingsprogramm unbedingt ein Aufwärmteil, z.B. 5 Minuten »Tanz auf dem Ball« (siehe S. 21). Danach folgt der Hauptteil mit Kräftigungs- und Dehnübungen (siehe S. 50 bzw. 80), und zum Abschluß können Sie noch eine Entspannungs- und Lockerungsübung durchführen (ab S. 32). Schauen Sie sich doch das Kapitel »Die Trainingsgestaltung« ab Seite 98 an.

Eigentlich sollte es selbstverständlich sein, dennoch hier der ausdrückliche Hinweis:

> Die Übungen dürfen zu keiner Zeit Schmerzen bereiten!
> Sollten Schmerzen auftreten, brechen Sie die Übung ab, und konsultieren Sie einen Arzt.

Tab. 3: Übersicht über die Kräftigungsübungen

Nr.	Name	Seite	Ausgangs-stellung	Muskelbereich	Schwie-rigkeit
Kräftigung der Hüft-/Beinmuskulatur					
K1	Entlastung	52	Sitz auf dem Ball	Kniestrecker/Wadenmuskeln	leicht
K2	Kniebeuge	53	Stand	Kniestrecker	leicht–mittel
K3	Beckenlift	54	Rückenlage	Kniebeuger	leicht
K4	Balldrücken	55	Rückenlage	Wadenmuskel	leicht
K5	Tippen	56	Rückenlage	Schienbeinmuskel	mittel
K6	Beinschere	57	Seitenlage	Oberschenkelanzieher	leicht
K7	Ballklammer	58	Rückenlage	Oberschenkelanzieher	leicht
K8	Beinspreizen	59	Rückenlage	Oberschenkelabspreizer	leicht
Kräftigung der Bauchmuskulatur					
K9	Bauchkräftiger	60	Rückenlage	gerade Bauchmuskeln	mittel
K10	Roll den Ball	61	Rückenlage	gerade bzw. schräge Bauch-muskeln	mittel
K11	Bauchbrett	62	Sitz auf dem Ball	gerade bzw. schräge Bauch-muskeln	schwer
K12	Kleine Schritte	63	Sitz auf dem Ball	gerade Bauchmuskeln, Lendenmuskel	schwer

Tab. 3 (Fortsetzung)

Nr.	Name	Seite	Ausgangs-stellung	Muskelbereich	Schwie-rigkeit
Kräftigung der Bauchmuskulatur					
K13	Bein-V	64	Seitenlage	schräge Bauchmuskeln, Hüftbeuger	schwer
K14	Beinschleuder	65	Rückenlage	gerade Bauchmuskeln/ Hüftbeuger	schwer
Kräftigung der Rückenmuskulatur					
K15	Diagonale	66	Bauchlage über dem Ball	Rumpfaufrichter	mittel
K16	Flieger	67	Kniestand vor dem Ball	Rumpfaufrichter	mittel
K17	Waage	68	Bauchlage über dem Ball	Rumpfaufrichter	schwer
K18	Ballcancan	69	Sitz auf dem Ball	Rumpfaufrichter/Gesäßmuskel	schwer
Kräftigung der Schultergürtel-/Armmuskulatur					
K19	Ballfangen	70	Rückenlage	Brustmuskel/Armstrecker	leicht
K20	Liegestütz	71	Bauchlage über dem Ball	Brustmuskel/Armstrecker	mittel
K21	Hebebühne	72	Rückenlage	Deltamuskel/Kapuzenmuskel	schwer
Kräftigung der ganzen Körpermuskulatur					
K22	Brücke	73	Rückenlage	Körperrückseite	mittel
K23	Wandern	74	Rückenlage	Körperrückseite	schwer
K24	Krabbeln	75	Bauchlage über dem Ball	Körpervorderseite	mittel
K25	Igel	76	Bauchlage über dem Ball	Körpervorderseite	schwer
K26	Rotation	77	Bauchlage über dem Ball	Körperrückseite	schwer
K27	Sprungfeder	78	Bauchlage über dem Ball	ganzer Körper	schwer
K28	Wackeliger Stuhl	79	Sitz auf dem Ball	ganzer Körper	schwer

Hinweis:
Die bei den einzelnen Übungen angegebene Schwierigkeit ist eine subjektive Be-
wertung, in die sowohl die Koordination als auch die Kraftbeanspruchung eingeht.
Die Schwierigkeitsangabe stellt somit keine objektive Beurteilung dar– sofern dies
überhaupt möglich wäre – und sollte Ihnen lediglich zur Orientierung dienen.

In einem Beispiel erläutern wir Ihnen, wie Sie die Tabelle 3 verwenden: Die
Übung K5 finden Sie auf der Seite 56 beschrieben. Um die Übung auszuführen, müssen Sie sich auf den Rücken legen. Die Übung ist mittelschwer und kräftigt vor allem
den Schienbeinmuskel, der der Hüft-/Beinmuskulatur zugeordnet wird. Jetzt können Sie noch in der Abbildung 6: »Muskeln des menschlichen Körpers« nachsehen,
wo der gekräftigte Muskel in Ihrem Körper liegt.

Tab. 4: Übersicht über die Dehnübungen

Nr.	Name	Seite	Ausgangs-stellung	Muskelbereich
Dehnung der Hüft-/Beinmuskulatur				
D1	Dehnung Oberschenkelvorderseite	82	Stand	Kniestrecker
D2	Dehnung Oberschenkelrückseite im Stand	83	Stand	Kniebeuger
D3	Dehnung Oberschenkelrückseite im Sitz	84	Sitz auf dem Ball	Kniebeuger
D4	Dehnung Oberschenkelrückseite	85	Sitz vor dem Ball	Kniebeuger
D5	Dehnung Oberschenkelinnenseite	86	Bankstellung	Oberschenkelanzieher
D6	Dehnung Hüftbeuger im Stand	87	Stand	Hüftbeuger
D7	Dehnung Hüftbeuger im Sitz	88	Sitz auf dem Ball	Hüftbeuger
D8	Dehnung Gesäßmuskel im Sitz	89	offener Schneidersitz	Gesäßmuskel/ Oberschenkelspreizer
D9	Dehnung Gesäßmuskel im Liegen	90	Rückenlage	Gesäßmuskel
D10	Dehnung Wade	91	Stand	Wadenmuskeln
Dehnung der Bauchmuskulatur				
D11	Bogen	92	Sitz auf dem Ball	gerade Bauchmuskeln
D12	Dehnung seitliche Rumpfmuskeln	93	Seitlage über dem Ball	Lendenmuskel/ schräge Bauchmuskeln
Dehnung der Rückenmuskulatur				
D13	Fauler Käfer	94	Bauchlage über dem Ball	Rumpfaufrichter
Dehnung der Schulter-/Armmuskulatur				
D14	Dehnung Brustmuskel im Liegen	95	Bauchlage	Brustmuskeln/ Armbeuger
D15	Dehnung Brustmuskel am Tisch	96	Sitz auf dem Ball	Brustmuskel
Dehnung der Fingermuskulatur				
D16	Dehnung Fingermuskeln	97	Stand	Fingerbeuger

Muskeldarstellung

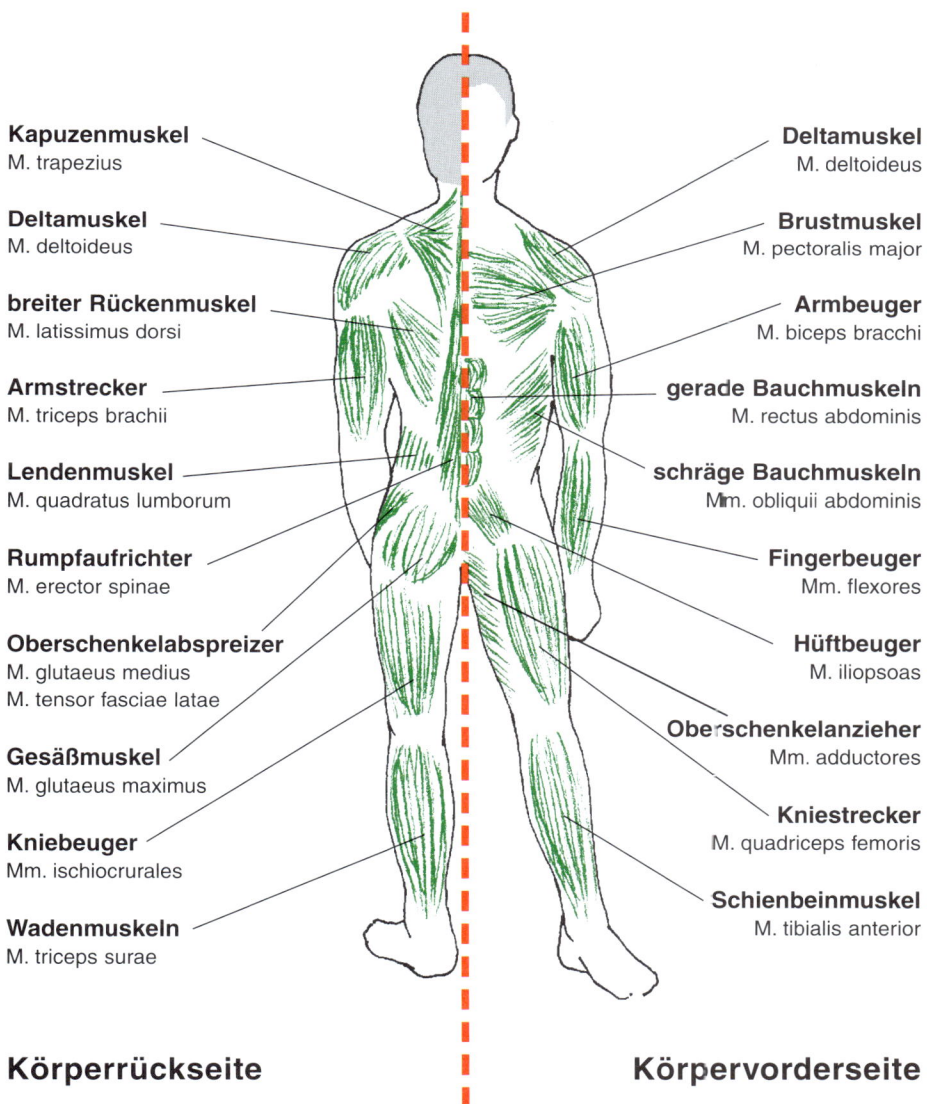

Kapuzenmuskel
M. trapezius

Deltamuskel
M. deltoideus

breiter Rückenmuskel
M. latissimus dorsi

Armstrecker
M. triceps brachii

Lendenmuskel
M. quadratus lumborum

Rumpfaufrichter
M. erector spinae

Oberschenkelabspreizer
M. glutaeus medius
M. tensor fasciae latae

Gesäßmuskel
M. glutaeus maximus

Kniebeuger
Mm. ischiocrurales

Wadenmuskeln
M. triceps surae

Deltamuskel
M. deltoideus

Brustmuskel
M. pectoralis major

Armbeuger
M. biceps bracchi

gerade Bauchmuskeln
M. rectus abdominis

schräge Bauchmuskeln
Mm. obliquii abdominis

Fingerbeuger
Mm. flexores

Hüftbeuger
M. iliopsoas

Oberschenkelanzieher
Mm. adductores

Kniestrecker
M. quadriceps femoris

Schienbeinmuskel
M. tibialis anterior

Körperrückseite   Körpervorderseite

Abb. 6: Muskeln des menschlichen Körpers

Kräftigen mit dem Gymnastikball

Warum soll ich meine Muskeln kräftigen?

Durch das hier vorgestellte Muskeltraining mit dem Gymnastikball erhalten Sie die vielfältigen Funktionen Ihrer Muskeln oder gewinnen diese wieder zurück:

● Die Skelettmuskulatur gibt unseren Gelenken Halt und kann so deren Belastung vermindern. Sie kann dadurch unsere Gelenke vor Verletzungen schützen und frühzeitigen Verschleißerscheinungen der Gelenke vorbeugen.

● Überdies ist die Muskulatur für unsere aufrechte Haltung verantwortlich (Abb. 7). Eine vorzeitige Abnutzung der Wirbelsäule und insbesondere der Bandscheiben können Sie so vermeiden und vielen Schmerzsymptomen Ihres Rückens entgegenwirken.

● Ein trainierter Muskel kann seine Aufgaben ökonomischer erfüllen. Das heißt, eine gleich große Belastung stellt für den trainierten Muskel eine geringere Beanspruchung dar als für den untrainierten Muskel. Sie haben so die Möglichkeit, Verspannungen und Muskelkrämpfen vorzubeugen.

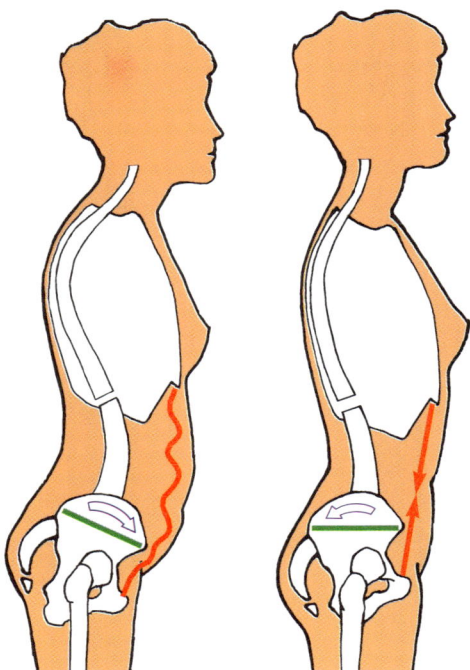

Abb. 7.
Muskelabhängigkeit der Haltung
Links: Auswirkung einer schwachen Bauchmuskulatur
Rechts: Korrektur durch Kräftigung der Bauchmuskeln

Wie führe ich die Übungen aus?

Damit das Training die oben genannten Vorteile bringt, müssen Sie die Übungen korrekt ausführen. Um Ihnen dies zu erleichtern, ist jede Übung bebildert.

- In der schriftlichen Anleitung wird stets zuerst die Ausgangsstellung beschrieben und anschließend die Bewegung Schritt für Schritt erläutert.

- Unter »Hinweis« stehen oft zusätzliche wichtige Anweisungen zur korrekten Bewegungsausführung, die Sie unbedingt beachten sollten. Daneben finden Sie Variationsmöglichkeiten der Übung, mit denen Sie die Übung erleichtern, erschweren oder schlicht abändern können.

- Die Wiederholungszahlen bzw. die angegebenen Zeiten weisen eine große Spanne auf. Wenn Sie die für Sie richtigen Wiederholungszahlen/Haltedauer wissen wollen, dann lesen Sie den Abschnitt »Wie oft und wie lange soll ich trainieren?« auf Seite 99.

Für die Durchführung aller Kräftigungsübungen gilt:

- Machen Sie keine ruckartigen oder schnellen Bewegungen.
- Halten Sie sich an die Übungsanleitungen.
- Atmen Sie während der gesamten Übungsausführung ruhig und gleichmäßig weiter.
- Ziehen Sie lockere Kleidung an, die Ihre Bewegungen nicht behindert.
- Keine der Übungen darf Ihnen Schmerzen bereiten.

Kräftigung der Hüft-/Beinmuskulatur
(Kniestrecker)

K1

»Entlastung«

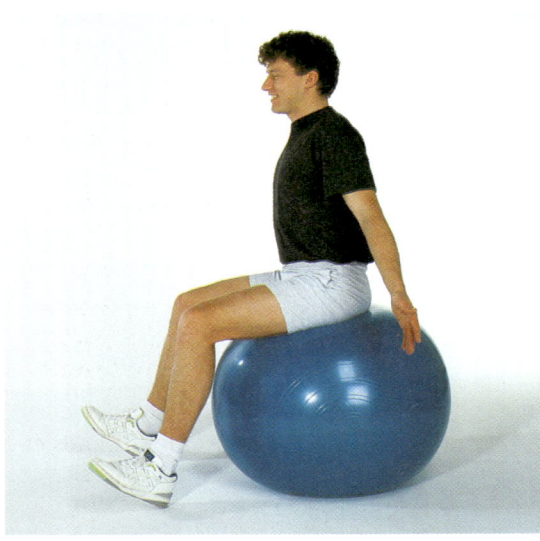

1. Ausgangsstellung: Sitz auf dem Ball, die Beine sind hüftbreit auseinander, die Füße zeigen parallel nach vorne, und die Fußspitzen sind hochgezogen, der Rücken ist gerade.

2. Rollen Sie mit dem Ball nach vorne, und strecken Sie Ihre Arme nach vorne. Entlasten Sie den Ball von Ihrem Körpergewicht, und heben Sie dabei die Fersen vom Boden ab.

3. Halten Sie kurz diese Position, und rollen Sie dann wieder in die Ausgangsstellung zurück.

4. Wiederholen Sie die Übung 8 – 20mal.

Hinweis:

● Halten Sie ständig Kontakt zum Ball, damit Sie beim Zurückrollen nicht ins Leere fallen!

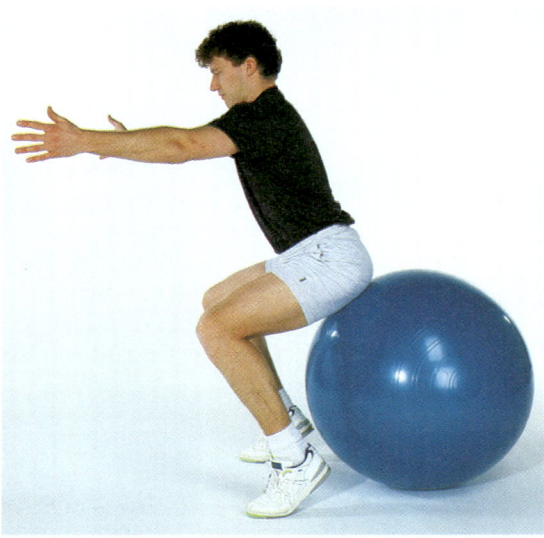

Schwierigkeit: leicht

Kräftigung der Hüft-/Beinmuskulatur
(Kniestrecker)

K2

»Kniebeuge«

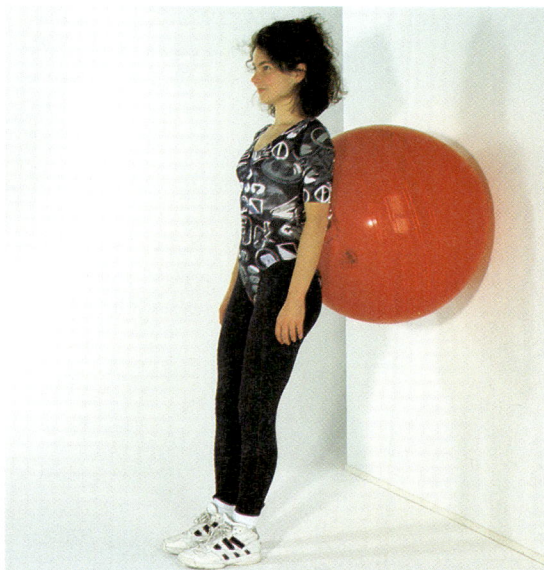

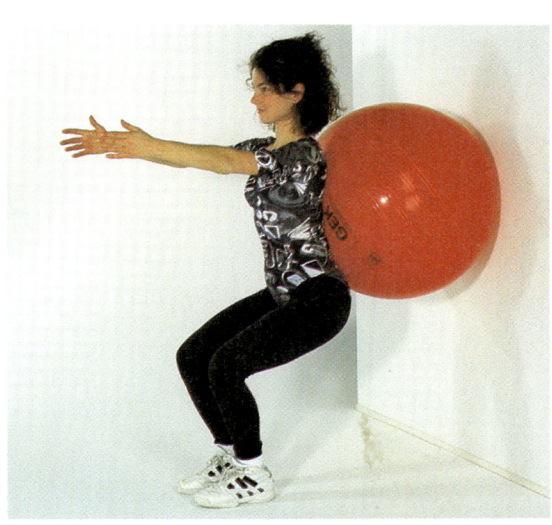

1. Ausgangsstellung: Stand (Rücken zur Wand), die Fußspitzen zeigen nach vorne, die Beine stehen etwa hüftbreit auseinander, der Ball klemmt zwischen Wand und Oberkörper, die Arme hängen locker nach unten.

2. Rollen Sie den Ball durch Kniebeugen von der Lendenwirbelsäule zur Brustwirbelsäule, die Arme strecken Sie dabei nach vorne.

3. Halten Sie kurz die Endstellung, und bewegen Sie sich wieder zurück in die Ausgangsposition.

4. Wiederholen Sie die Übung 8 – 20mal.

Hinweis:
- Führen Sie die Knie beim Beugen in einer Ebene (nicht nach innen oder außen drehen).
- Beugen Sie die Knie nicht zu stark (weniger als 90°).
- Achten Sie auf rutschfeste Schuhe bzw. Boden!

Schwierigkeit: leicht – mittel

Kräftigung der Hüft-/Beinmuskulatur
(Kniebeuger)

K3

»Beckenlift«

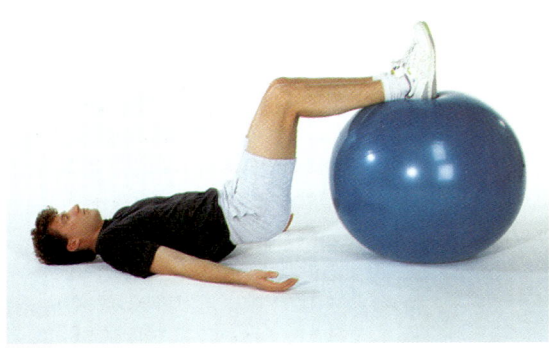

1. Ausgangsstellung: Rücken-lage, die Fersen liegen auf dem Ball, die Beine sind ange-winkelt, die Arme liegen seit-lich neben dem Körper.

2. Ziehen Sie Ihre Fußspitzen an, und drücken Sie gleichzei-tig beide Fersen mit maxima-ler Kraft in den Ball. Heben Sie dabei Ihr Gesäß leicht vom Boden ab.

3. Halten Sie die Spannung 6 – 12 Sekunden.

Hinweis:
● Atmen Sie ruhig weiter.
● Versuchen Sie, beim Ablegen Wirbel für Wir-bel abzurollen.

Schwierigkeit: leicht

Kräftigung der Hüft-/Beinmuskulatur
(Wadenmuskeln)

K4

»Balldrücken«

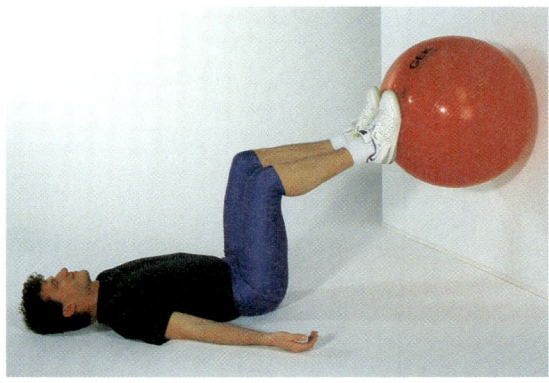

1. Ausgangsstellung: Rücken-
lage, die Beine sind sowohl in
der Hüfte als auch in den
Knien um ca. 90° angewinkelt,
die Fußsohlen halten den
Gymnastikball über dem Boden an der Wand, die Arme
liegen neben dem Körper.

2. Drücken Sie die Fußballen
mit maximaler Kraft in den
Ball, die Bewegung soll aus
dem Fußgelenk kommen.

3. Halten Sie die Spannung
6 – 12 Sekunden.

Hinweis:
- Heben Sie die Fersen nicht vom Ball.
- Atmen Sie ruhig und gleichmäßig weiter.
- Halten Sie mit Gesäß und Rücken Bodenkon-
  takt.

Schwierigkeit: leicht

Kräftigung der Hüft-/Beinmuskulatur
(Schienbeinmuskel)

K5

»Tippen«

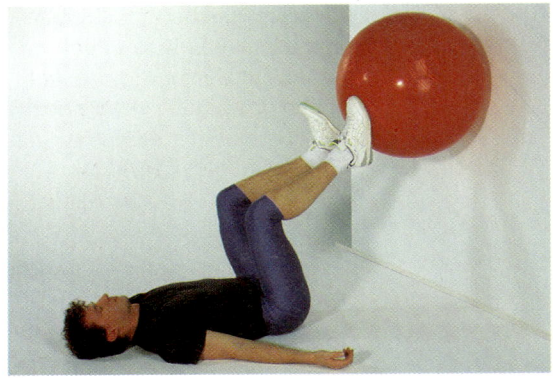

1. Ausgangsstellung: Rücken-
lage, die Beine sind sowohl in
der Hüfte als auch in den
Knien um ca. 90° angewinkelt,
die Arme liegen neben dem
Körper.

2. Halten Sie den Ball durch
wechselseitiges Antippen mit
den Fußballen über dem Boden an der Wand, die Bewegung soll aus dem Fußgelenk
erfolgen.

3. Führen Sie die Übung
10 – 30 Sekunden ohne Pause
durch.

Hinweis:
● Berühren Sie den Ball nicht mit der Ferse.
● Unterschätzen Sie die Übung nicht: Muskel-
  katergefahr!

| Schwierigkeit: mittel

Kräftigung der Hüft-/Beinmuskulatur
(Oberschenkelanzieher)

K6

»Beinschere«

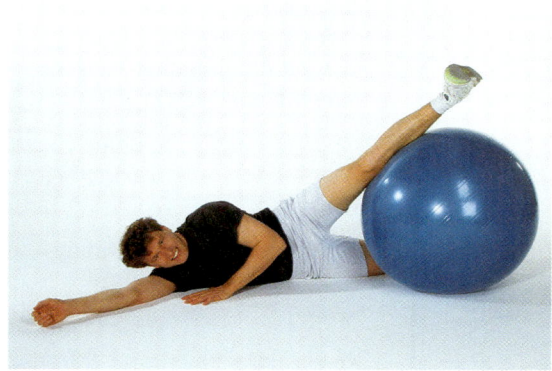

1. Ausgangsstellung: Seitenlage, das obere Bein liegt gestreckt mit der Unterschenkelinnenseite auf dem Ball, der obere Arm stützt vor dem Körper. Oberschenkel und Oberkörper bilden eine Linie.

2. Ziehen Sie die Fußspitze des oberen Beines in Richtung Gesicht, und drücken Sie die Unterschenkelinnenseite mit maximaler Kraft in den Ball.

3. Halten Sie die Spannung 6 – 12 Sekunden, dann Seitenwechsel.

Hinweis:
● Machen Sie in der Hüfte keinen Knick.
● Halten Sie mit der Hüfte Bodenkontakt.
● Atmen Sie ruhig und gleichmäßig weiter.

Schwierigkeit: leicht

Kräftigung der Hüft-/Beinmuskulatur
(Oberschenkelanzieher)

K7

»Ballklammer«

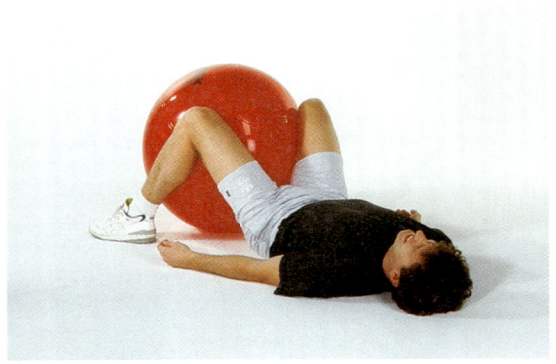

1. Ausgangsstellung: Rücken-
lage, die Beine sind leicht gebeugt, der Ball liegt zwischen
den Beinen.

2. Drücken Sie die Beine gegen
den Widerstand des Balles zusammen.

3. Halten Sie die Spannung
6 – 12 Sekunden.

Hinweis:
● Atmen Sie ruhig und gleichmäßig.

Schwierigkeit: leicht

Kräftigung der Hüft-/Beinmuskulatur
(Oberschenkelabspreizer)

K8

»Beinspreizen«

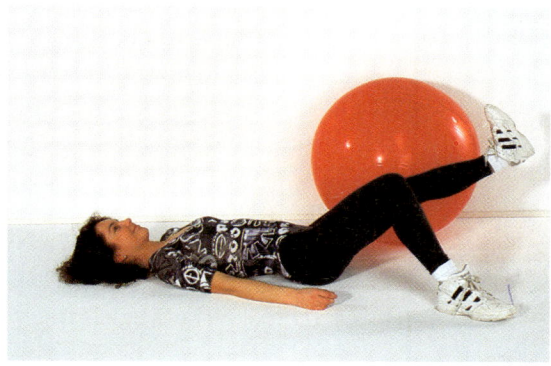

1. Ausgangsstellung; Rücken-lage, der Ball liegt seitlich ne-ben einem Bein an einer Wand oder einem Schrank, das dem Ball abgewandte Bein ist angewinkelt.

2. Ziehen Sie den Fuß an, und drücken Sie den Ball seitlich mit maximaler Kraft an die Wand.

3. Halten Sie die Spannung 6 – 12 Sekunden, dann Seiten-wechsel.

Hinweis:
● Atmen Sie ruhig und gleichmäßig.
● Bleiben Sie mit dem Rücken und Gesäß auf dem Boden liegen, ohne sich zu verdrehen.

Variation:
Führen Sie die Übung in der Bauchlage aus.

Schwierigkeit: leicht

Kräftigung der Bauchmuskulatur
(Gerade Bauchmuskeln)

K9

»Bauchkräftiger«

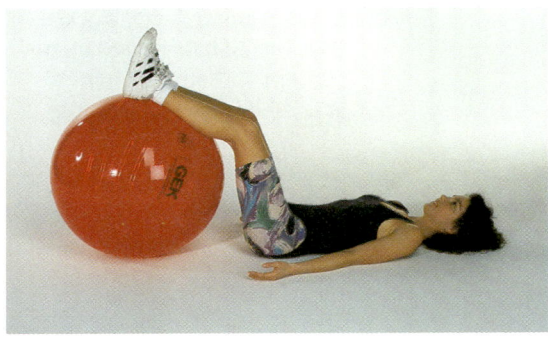

1. Ausgangsstellung: Rücken-lage, die Beine liegen leicht gebeugt auf dem Ball, die Ar-me liegen neben dem Kopf auf dem Boden.

2. Rollen Sie den Ball in Rich-tung Gesäß, und heben Sie Kopf, Schultergürtel und Arme vom Boden ab.

3. Halten Sie kurz die Position, und bewegen Sie sich wieder zur Ausgangsstellung zurück.

4. Wiederholen Sie die Übung 6 – 15mal.

Schwierigkeit: mittel

Hinweis:
- Lassen Sie den Blick während der Bewegung zur Decke gerichtet (Kinn nicht auf die Brust senken).
- Atmen Sie beim Hochgehen ein und beim Absenken des Oberkörpers aus.
- Zur Steigerung der Intensität können Sie gleichzeitig mit den Beinen nach unten in den Ball drücken.

Kräftigung der Bauchmuskulatur
(Gerade bzw. schräge Bauchmuskeln)

K10

»Roll den Ball«

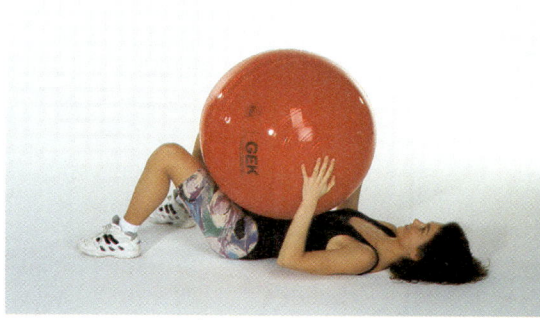

1. Ausgangsstellung: Rücken-
lage, die Beine sind leicht angewinkelt, die Arme halten
den Ball auf dem Bauch.

2. Rollen Sie den Ball mit den
Händen zu den Knien hinauf,
dabei hebt der Kopf und der
Schultergürtel vom Boden ab.

3. Halten Sie kurz die Endstellung, und bewegen Sie sich
wieder zurück zur Ausgangsstellung.

4. Wiederholen Sie die Übung
6 – 15mal.

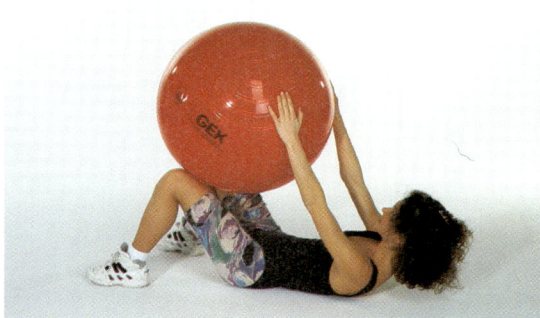

Hinweis:
● Lassen Sie den Blick
  während der Bewegung zur
  Decke gerichtet (Kinn nicht
  auf die Brust senken).

Variation:
Für Ihre schrägen Bauchmuskeln rollen Sie den Ball nur an
einem Knie hoch.

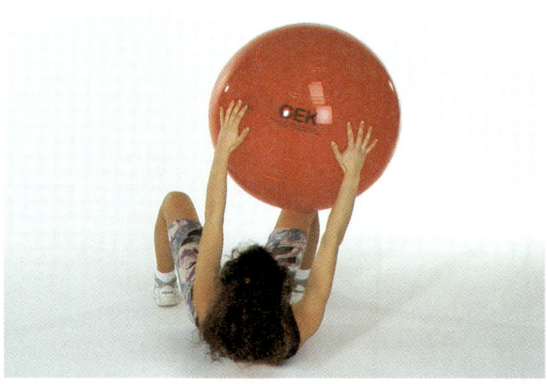

Schwierigkeit: mittel

Kräftigung der Bauchmuskulatur
(Gerade bzw. schräge Bauchmuskeln)

K11

»Bauchbrett«

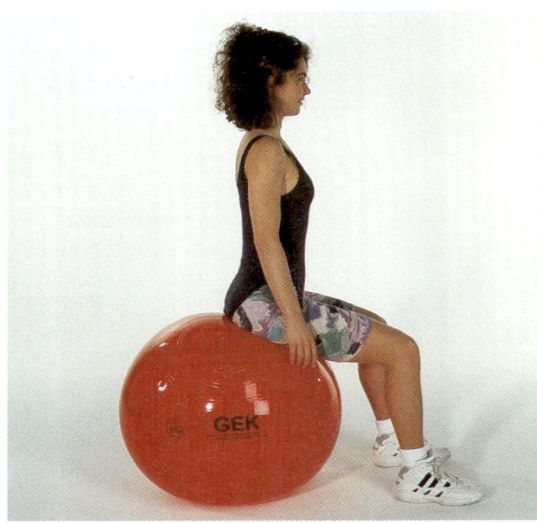

1. Ausgangsstellung: Sitz auf dem Ball, das Brustbein ist nach vorne angehoben, die Beine stehen etwa hüftbreit auseinander.

2. Wandern Sie mit Ihren Füßen nach vorne, dabei rollt der Ball vom Gesäß in die Lendenwirbelsäule. Halten Sie dabei Ihren Oberkörper ganz gerade.

3. Schieben Sie nun Arme und Brustkorb etwa 10 cm Richtung Decke, und wiederholen Sie diese Bewegung 5 – 10mal.

Hinweis:
- Lassen Sie während der ganzen Bewegung das Brustbein angehoben.
- Halten Sie den Rücken stets gerade, d.h. ziehen Sie nicht die Schultern nach vorne.
- Legen Sie Ihr Kinn nicht auf die Brust.
- Berühren Sie den Ball nicht mit Ihrem Schultergürtel.
- Achten Sie auf rutschfeste Schuhe bzw. Boden.

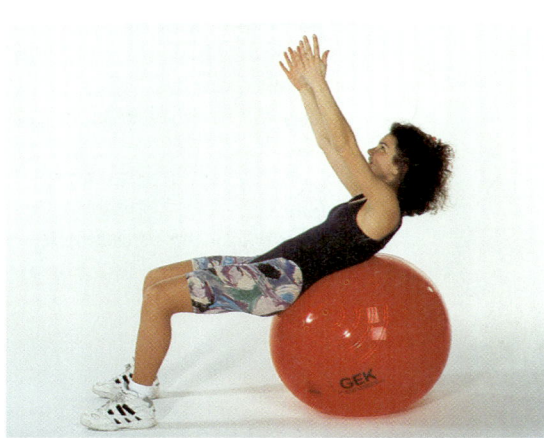

Variation:
Sie können zusätzlich in der Endstellung den Oberkörper hin und her drehen, dadurch werden auch die schrägen Bauchmuskeln gestärkt.

Schwierigkeit: schwer

Kräftigung der Bauchmuskulatur
(Gerade Bauchmuskeln)

K12

»Kleine Schritte«

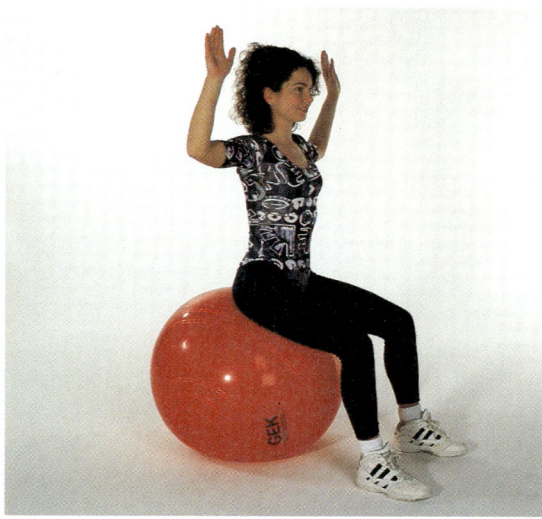

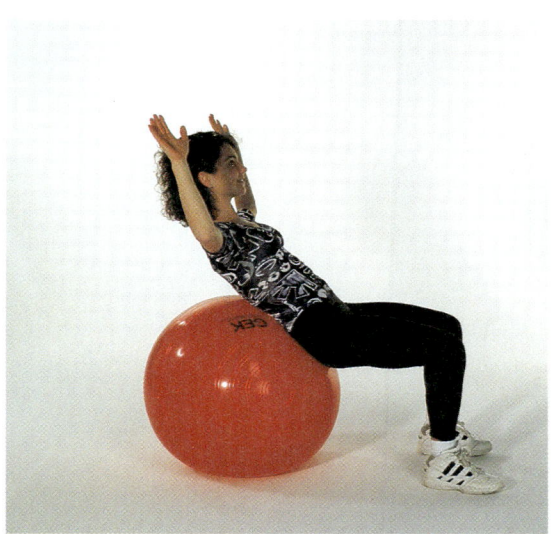

1. Ausgangsstellung: Sitz auf dem Ball, die Arme sind in U-Haltung, das Brustbein ist nach vorne angehoben, die Beine stehen etwa hüftbreit auseinander.

2. Wandern Sie mit Ihren Füßen in kleinen Schritten nach vorne. Dabei rollt der Ball vom Gesäß in die Lendenwirbelsäule.

3. Halten Sie kurz die Endstellung, und gehen Sie dann mit kleinen Schritten wieder in die Ausgangsstellung zurück.

4. Wiederholen Sie die Übung 3 – 10mal.

Hinweis:
- Legen Sie Ihr Kinn nicht auf die Brust
- Achten Sie auf rutschfeste Schuhe bzw. Boden.
- Achten Sie auf einen geraden Rücken.

Schwierigkeit: schwer

Kräftigung der Bauchmuskulatur
(Schräge Bauchmuskeln, Lendenmuskel)

K13

»Bein-V«

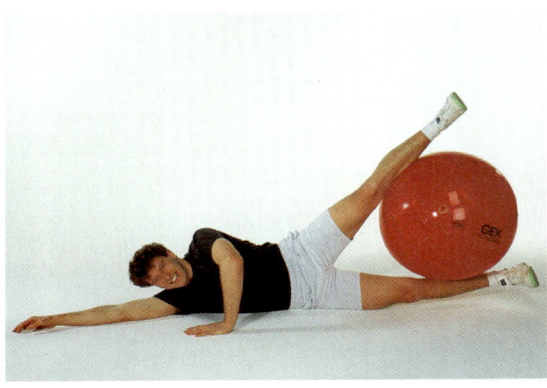

1. Ausgangsstellung: Seitenlage, der obere Arm stützt vor dem Körper, der Ball ist zwischen die Füße geklemmt, die Beine sind gestreckt, der ganze Körper bildet eine Linie.

2. Ziehen Sie die Zehenspitzen in Richtung Körper, heben Sie den Ball aus der Hüfte heraus vom Boden ab.

3. Halten Sie den Ball 6 – 12 Sekunden über dem Boden, dann Seitenwechsel.

Hinweis:
- Legen Sie sich ein Polster unter die Hüfte.
- Versuchen Sie den Ball aus der Hüfte heraus zu heben, nicht aus den Beinen.

Variation:
Sie können den Ball in der Luft zusätzlich hin und her drehen.

Schwierigkeit: schwer

Kräftigung der Bauchmuskulatur

(Gerade Bauchmuskeln, Hüftbeuger)

K14

»Beinschleuder«

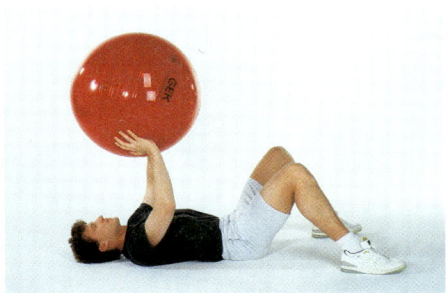

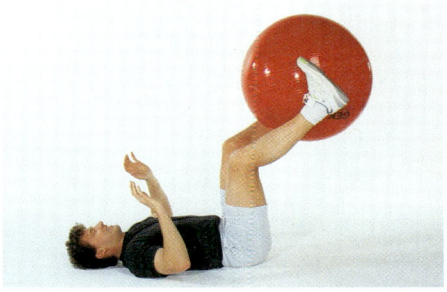

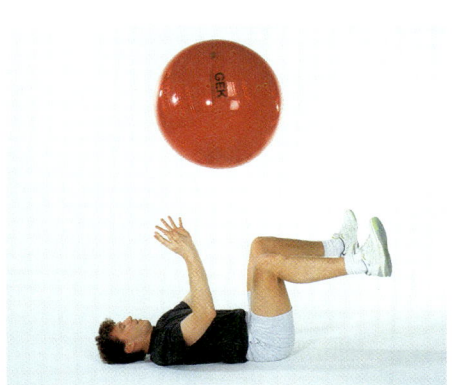

1. Ausgangsstellung: Rückenlage, die Knie sind angewinkelt, die Füße stehen etwa hüftbreit auseinander, den Ball vor der Brust halten.

2. Werfen Sie den Ball in die Luft, und fangen Sie ihn mit den Beinen auf.

3. Werfen Sie den Ball mit den Beinen in die Luft, und fangen Sie ihn mit den Händen auf.

4. Wiederholen Sie die Übung 6 – 10mal.

Hinweis:
- Drücken Sie während der Übung den Rücken stets auf den Boden.
- Lassen Sie während dem hin und her Werfen die Beine immer in der Luft.
- Diese Übung ist koordinativ sehr anspruchsvoll!

Schwierigkeit: schwer

Kräftigung der Rückenmuskulatur
(Rumpfaufrichter)

K15

»Diagonale«

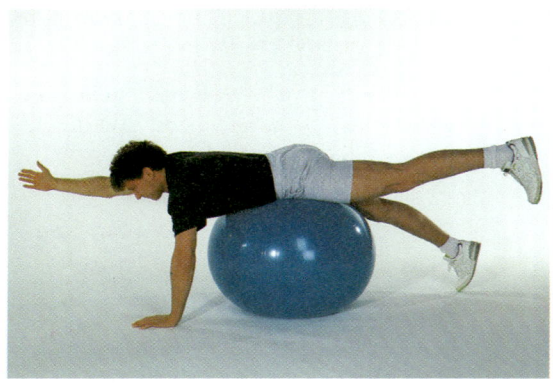

1. Ausgangsstellung: Bauchlage über dem Ball.

2. Strecken Sie gleichzeitig den linken Arm und das rechte Bein in die Luft, der rechte Arm und das linke Bein stützen den Körper.

3. Halten Sie diese Position 6 – 12 Sekunden, dann Seitenwechsel.

Hinweis:
● Heben Sie Arm und Bein nur soweit an, bis sie mit dem Körper eine Linie bilden.

Variation:
Ist Ihnen die Übung zu schwer, heben Sie nur jeweils einen Arm oder ein Bein ab.

Schwierigkeit: mittel

Kräftigung der Rückenmuskulatur
(Rumpfaufrichter)

K16

»Flieger«

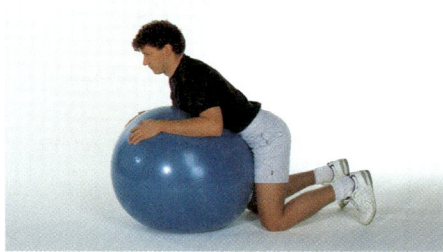

1. Ausgangsstellung: Kniestand vor dem Ball, der Bauch liegt auf dem Ball.

2. Strecken Sie die Beine, und heben Sie gleichzeitig den Oberkörper und die Arme, die Füße stützen nach hinten ab (evtl. an einer Wand oder Möbelstück).

3. Halten Sie 6 – 12 Sekunden diese Position, und gehen Sie dann wieder in die Ausgangsstellung zurück.

4. Wiederholen Sie die Übung 5 – 10mal.

Hinweis:
● Lassen Sie Ihren Blick zum Boden gerichtet (den Kopf nicht in den Nacken nehmen).
● Heben Sie den Oberkörper nicht bis ins Hohlkreuz an.
● Legen Sie sich ggfs. ein Polster unter die Knie.
● Spannen Sie auch Ihre Gesäßmuskeln an.

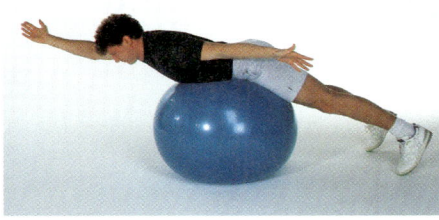

Variation b)

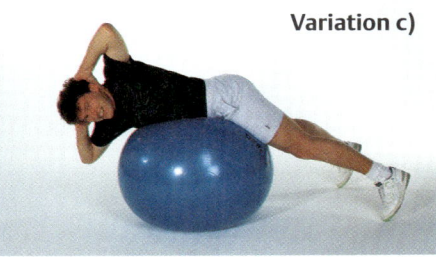

Variation c)

Variationen:
Führen Sie in der Endposition verschiedene Bewegungen aus:
a) Schwimmbewegungen
b) Führen Sie die Arme gleichzeitig oder wechselseitig von vorne nach hinten.
c) Verschränken Sie Ihre Arme hinter dem Kopf, und drehen Sie Ihren Oberkörper leicht nach rechts und links.

Schwierigkeit: mittel

Kräftigung der Rückenmuskulatur
(Rumpfaufrichter)

K17

»Waage«

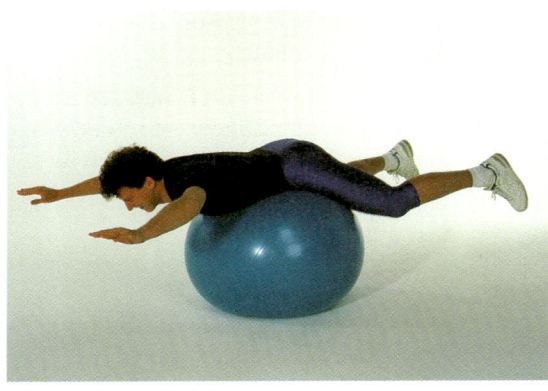

1. Ausgangsstellung: Bauch-lage über dem Ball.

2. Heben Sie gleichzeitig Arme und Beine in die Luft.

3. Versuchen Sie, die Position möglichst lange zu halten.

Hinweis:
● Diese Übung schult Ihr Gleichgewicht.

Schwierigkeit: schwer

Kräftigung der Rückenmuskulatur
(Rumpfaufrichter, Gesäßmuskel)

K18

»Ballcancan«

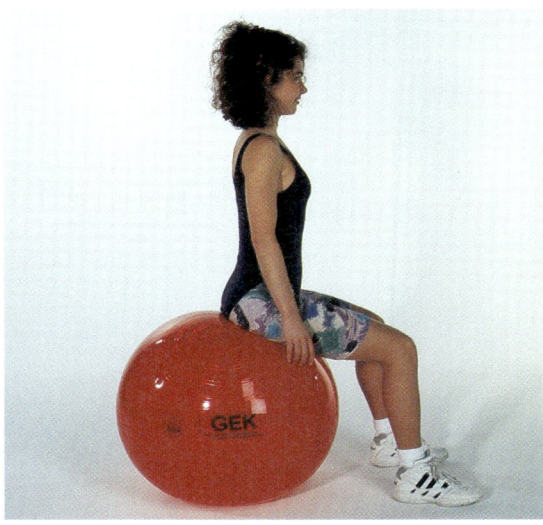

1. Ausgangsstellung: Sitz auf dem Ball.

2. Wandern Sie mit den Beinen nach vorne, bis Ihre Schulterblätter auf dem Ball liegen und die Lendenwirbelsäule den Ball nicht mehr berührt.

3. Strecken Sie nun abwechselnd jeweils ein Bein nach vorne. Halten Sie dabei die Hüfte soweit es geht oben.

4. Strecken Sie jedes Bein 5 – 10mal nach vorne.

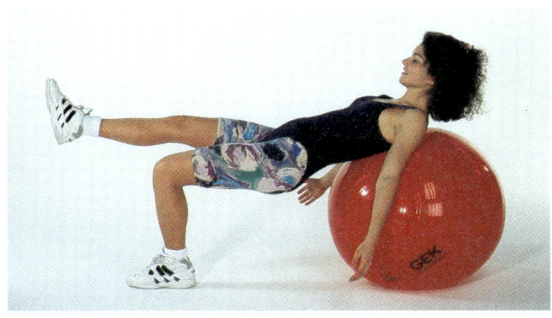

| Schwierigkeit: schwer

Hinweis:
● Die Übung macht nur Sinn, wenn Sie die Hüfte nach oben drücken. Sollte Ihnen das nicht möglich sein, probieren Sie erst mal eine einfachere Übung, z.B. K15 oder K16.

Variation:
Als Erschwernis können Sie noch zusätzlich in die Hände klatschen.

Kräftigung der Schultergürtel-/Armmuskulatur
(Brustmuskel, Armstrecker)

K19

»Ballfangen«

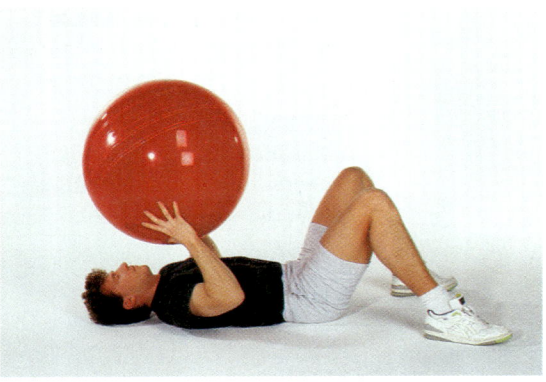

1. Ausgangsstellung: Rücken-
lage, die Beine sind angewinkelt am Boden aufgestellt, der
Ball liegt in den Händen.

2. Werfen Sie den Ball in die
Luft, und fangen Sie ihn wieder auf.

3. Wiederholen Sie die Übung
10 – 30mal.

Hinweis:
● Werfen und fangen Sie
   zügig.

Schwierigkeit: leicht

Kräftigung der Schultergürtel-/Armmuskulatur
(Brustmuskel, Armstrecker)

K20

»Liegestütz«

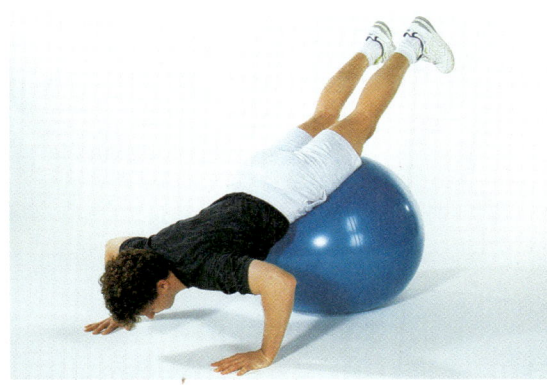

1. Ausgangsstellung: Bauchlage über dem Ball, die Hände
stützen am Boden und zeigen
dabei nach vorne.

2. Machen Sie Liegestützen.
Halten Sie dabei Ihren Rücken
gerade.

3. Wiederholen Sie die Übung
5 – 20mal.

Hinweis:
- Je weiter Sie den Ball vom Bauch Richtung Hüfte rollen, desto schwieriger wird
  der Liegestütz.
- Rollen Sie nur soweit vor, daß Sie den Rücken noch gerade halten können.

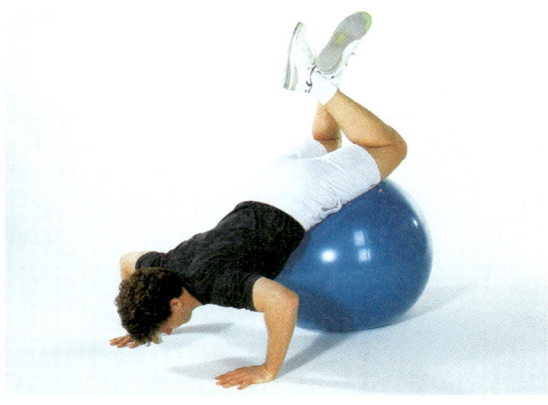

Variationen:
- Machen Sie die Übung mit
  angebeugten, übergrätsch-
  ten Beinen.
- Tippeln Sie in der Liege-
  stützposition möglichst
  schnell mit den Händen auf
  der Stelle.

Schwierigkeit: mittel

Unser Tip:
Balance- und Liegestützübungen mit dem Ball beanspruchen deutlich mehr Muskeln als auf festem Untergrund. Die Übungen sind dadurch effektiver und schulen
parallel das Gleichgewicht. Achten Sie jedoch auf einen geraden Rücken!

Kräftigung der Schultergürtel-/Armmuskulatur
(Deltamuskel, Kapuzenmuskel)

K21

»Hebebühne«

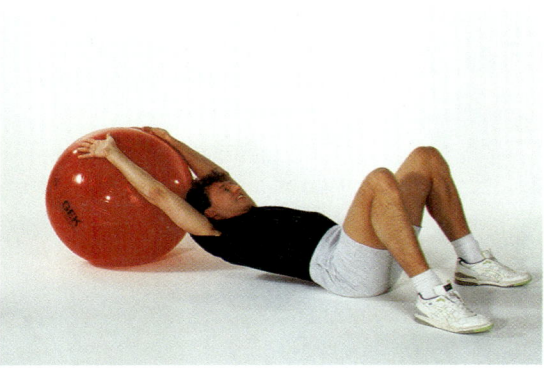

1. Ausgangsstellung: Rücken-lage, die Handrücken liegen auf dem Ball, die Beine sind angewinkelt.

2. Drücken Sie sich mit den Armen vom Ball ab, daß der Schultergürtel und der Kopf vom Boden abhebt.

3. Halten Sie die Endstellung 6 – 12 Sekunden.

Hinweis:
- Senken Sie Ihren Kopf nicht auf die Brust.
- Atmen Sie ruhig und gleichmäßig weiter.
- Stemmen Sie sich nicht mit den Beinen hoch, sondern mit Ihrer Armkraft.
- Machen Sie kein Hohlkreuz.

Variationen:
- Heben Sie in der Endstellung ein Bein ab.
- Heben Sie in der Endstellung einen Arm ab.
- Beginnen Sie die Übung mit gestreckten Beinen.

Schwierigkeit: schwer

Kräftigung der ganzen Körpermuskulatur
(Gesäßmuskel, Rumpfaufrichter, Breiter Rückenmuskel)

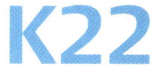

»Brücke«

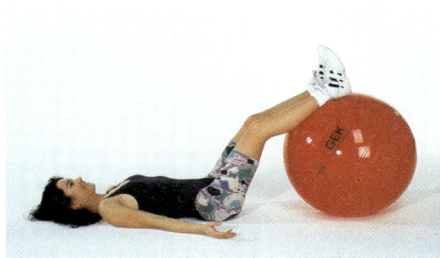

1. Ausgangsstellung: Rückenlage, die Beine sind leicht angewinkelt, die Fersen liegen auf dem Ball, die Arme ruhen neben dem Körper, die Handrücken zeigen zum Boden.

2. Ziehen Sie Ihre Fußspitzen an, und heben Sie das Gesäß an, bis der Körper eine Linie bildet.

3. Halten Sie diese Position 6 – 12 Sekunden.

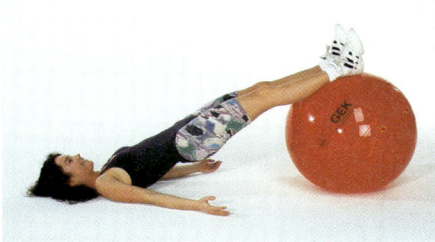

Hinweis:
- Heben Sie Ihr Gesäß nicht zu weit an.
- Halten Sie Kopf und Schultern am Boden.
- Atmen Sie ruhig und gleichmäßig weiter.

Variation a)

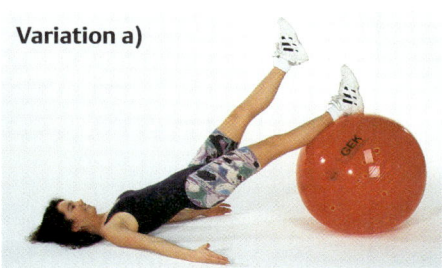

Variationen:
a) Heben Sie zusätzlich das linke bzw. rechte Bein ab (3 – 15mal).
b) Senken Sie abwechselnd das linke bzw. rechte gestreckte Bein dicht neben dem Ball bis kurz über den Boden (zusätzlich Kräftigung der Oberschenkelabspreizer) (3 – 15mal).

Bei beiden Variationen können Sie die jeweilige Endposition (siehe Bild) 6 – 12 Sekunden halten.

Variation b)

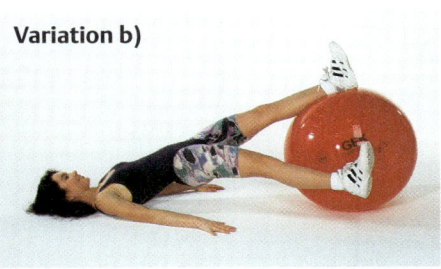

Schwierigkeit: mittel

Kräftigung der ganzen Körpermuskulatur

(Körperrückseite)

K23

»Wandern«

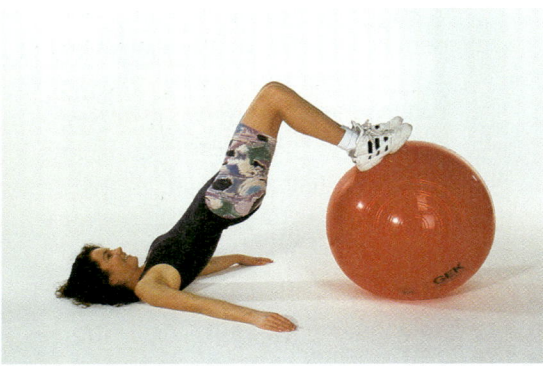

1. Ausgangsstellung: Rücken-lage, die Beine sind gestreckt, die Fersen liegen auf dem Ball, die Arme liegen neben dem Körper.

2. Heben Sie Ihr Gesäß bis der Körper eine Linie bildet.

3. Rollen Sie durch Anbeugen der Knie den Ball mit den Fersen Richtung Gesäß.

4. Halten Sie kurz diese Position, und rollen Sie dann den Ball wieder zurück, bis der Körper wieder eine Linie bildet.

5. Wiederholen Sie die Übung 8 – 15mal.

Variation

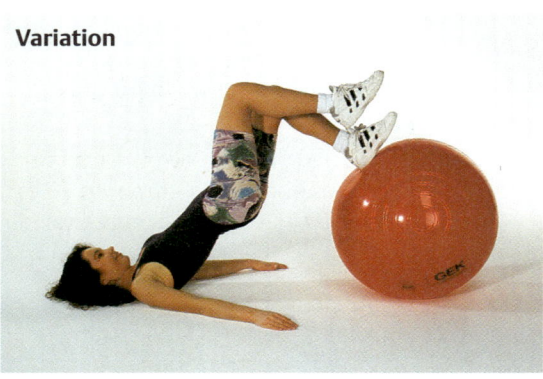

Schwierigkeit: schwer

Hinweis:
- Knicken Sie nicht in der Hüfte ab (der Oberkörper bildet mit den Oberschenkeln nahezu eine Linie).
- Rollen Sie den Ball nicht zu nah heran.
- Senken Sie während den Wiederholungen das Gesäß nicht unter die Körperlinie ab.
- Die Übung benötigt eine starke hintere Oberschenkelmuskulatur.

Variation:
In der Endstellung wandern Sie mit Ihren Füßen auf dem Ball (siehe unteres Bild).

Kräftigung der ganzen Körpermuskulatur
(Körpervorderseite)

K24

»Krabbeln«

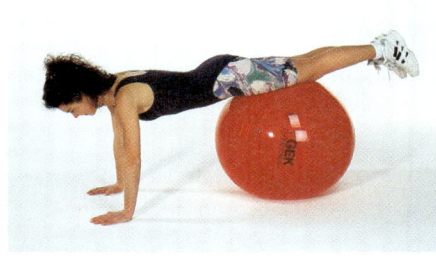

1. Ausgangsstellung: Bauchlage über dem Ball, die Hände stützen am Boden.

2. Spannen Sie Ihren Körper an, und krabbeln Sie in kleinen Schritten nach vorne. Dabei rollt der Ball vom Bauch in Richtung Unterschenkel.

3. Halten Sie die Endposition 6 – 12 Sekunden.

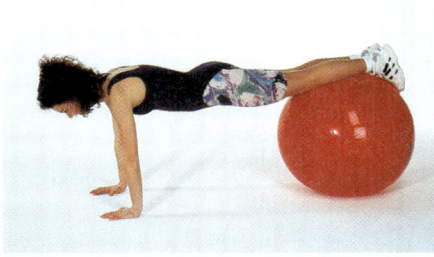

4. Gehen Sie wieder mit kleinen Schritten in die Ausgangsstellung zurück.

Hinweis:
- Lassen Sie den Bauch und das Gesäß während der Übung angespannt (den Körper nicht durchhängen lassen).
- »Krabbeln« Sie nur soweit nach vorne, wie Sie noch den Körper in einer Linie halten und ohne herunterzufallen wieder zurückkrabbeln können.

Variation a)

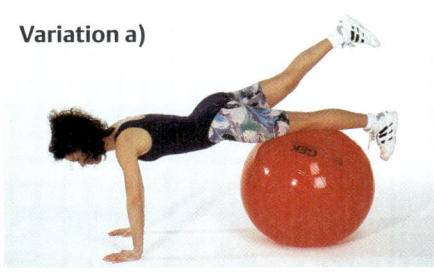

Variationen:
a) Heben Sie in der Endstellung ein Bein ab.
b) Heben Sie in der Endstellung einen Arm ab.
c) Heben Sie gleichzeitig ein Bein und einen Arm ab (sehr schwer!).

Variation b)

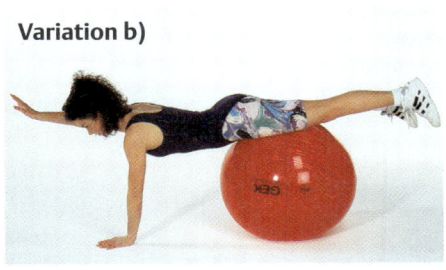

Schwierigkeit: mittel

Kräftigung der ganzen Körpermuskulatur

(Körpervorderseite)

K25

»Igel«

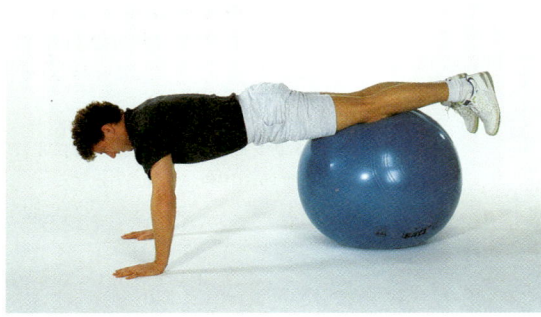

1. Ausgangsstellung: Bauchlage über dem Ball, die Hände stützen auf dem Boden. Der Ball liegt unter den Knien.

2. Beugen Sie Ihre Knie an und rollen dadurch den Ball in Richtung Bauch. Die Hände bleiben auf der Stelle.

3. Rollen Sie durch strecken der Knie wieder in die Ausgangsstellung zurück.

4. Wiederholen Sie die Übung 6 – 20mal.

Schwierigkeit: schwer

Hinweis:
- Halten Sie einen Sicherheitsabstand zu Möbeln ein.
- Ein weicher Untergrund ist von Vorteil, falls man doch mal runter fällt.
- Neben der Kraft fördert diese Übung auch hervorragend die Wirbelsäulenbeweglichkeit.

Variation:
Wer sich auf dem Ball sehr sicher fühlt, kann versuchen, sich darauf kniend aufzurichten.

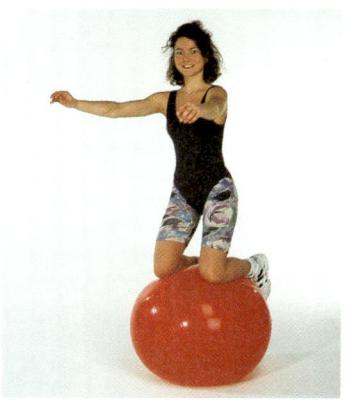

Kräftigung der ganzen Körpermuskulatur
(Körperrückseite)

K26

»Rotation«

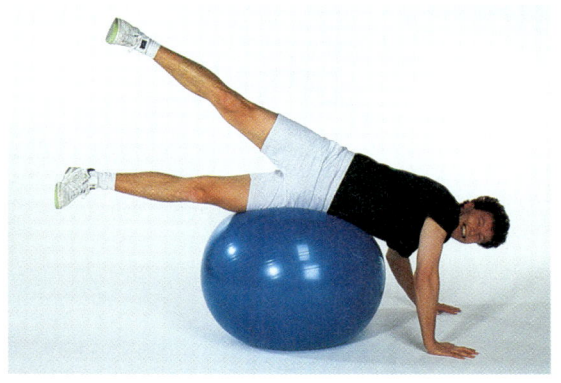

1. Ausgangsstellung: Bauchlage über dem Ball, die Hände
stützen am Boden, die Hüfte
liegt auf dem Ball.

2. Spannen Sie Ihren Körper
an, und drehen Sie die Hüfte
seitlich auf, spreizen Sie dabei
leicht die Beine.

3. Wiederholen Sie die Übung
auf jeder Seite 4 – 10mal.

Hinweis:
● Knicken Sie nicht in der Hüfte ab.
● Bleiben Sie mit den Händen am Boden.

Schwierigkeit: schwer

Kräftigung der ganzen Körpermuskulatur

K27

»Sprungfeder«

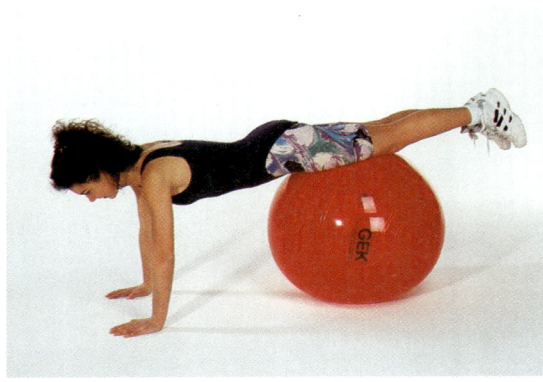

1. Ausgangsstellung: Bauchlage über dem Ball, die Hände
stützen am Boden, der Ball
liegt unter den Oberschenkeln.

2. Spannen Sie Ihren Körper
an, und federn Sie mit ge-
spanntem Körper auf und ab.
Ihr Körper bildet dabei immer
eine Linie.

3. Wiederholen Sie die Übung
sooft Sie es schaffen, ohne die
Körperspannung zu verlieren.

Schwierigkeit: schwer

Hinweis:
● Spannen Sie beim Federn Ihren Körper fest an.
● Machen Sie beim Federn auf keinen Fall ein Hohlkreuz!
● Achten Sie darauf, daß der Ball nicht unter Ihnen wegrollt.
● Testen Sie, auf welcher Höhe der Ball liegen muß, um optimal zu federn.

Kräftigung der ganzen Körpermuskulatur

K28

»Wackeliger Stuhl«

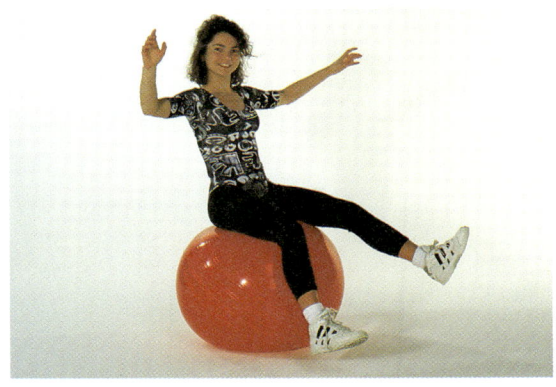

1. Ausgangsstellung: Sitz auf dem Ball.

2. Balancieren Sie möglichst lange auf dem Ball.

3. Üben Sie, solange Ihre Konzentration ausreicht und solange Sie Spaß daran haben.

Hinweis:
- Diese Übung ist in erster Linie zur Verbesserung der Koordination geeignet.
- Achten Sie darauf, daß im Falle eines Sturzes keine Kanten oder Ecken im Weg stehen.

Schwierigkeit: schwer

Dehnen mit dem Gymnastikball

Warum ist Dehnen wichtig?

Wie wichtig Dehn- und Stretchingübungen sind, wird von vielen Seiten immer wieder betont. Was ist aber so vorteilhaft am Dehnen, daß es alle Spitzensportler anwenden und Sporttherapeuten als unerläßlich empfehlen?

● Ein Dehnungstraining erhöht die Flexibilität von Muskeln, Bindegewebe, Gelenkkapseln, Bändern und Sehnen.

● Bewegungen werden ökonomischer, das heißt die Muskeln werden weniger stark beansprucht. Sie müssen keine überflüssige Kraft aufwenden, um den Widerstand von unflexiblen Muskeln, Sehnen und Geweben zu überwinden. Die Muskulatur verspannt sich nicht so schnell.

● Die Verletzungsanfälligkeit der Muskulatur bei elastischeren Muskeln nimmt ab.

● Verspannungen und Muskelverkürzungen können die Haltung nachhaltig beeinflussen und Schmerzsymptome in den verschiedensten Körperregionen hervorrufen. Regelmäßig durchgeführte Dehnübungen beugen hier vor.

Besonders wichtig ist das Dehnen im Zusammenhang mit Krafttraining, da hier ein Muskel durch längeres Üben zur Verkürzung neigt und dadurch die Beweglichkeit negativ beeinflußt.

Auch im Alltag – vor allem durch langes Sitzen oder einseitige Belastungen – kommt es zu Muskelverkürzungen, die meist mit Verspannungen der Muskulatur und Schmerzen einhergehen.

Wie führe ich Dehnungsübungen aus?

Bei den hier vorgestellten Übungen handelt es sich um sogenanntes passives statisches Dehnen. Das bedeutet, Sie spannen Ihre Muskeln nicht an (passiv) und verweilen ohne Bewegung in einer Dehnposition (statisch). Jede Übung ist genau beschrieben und mit Fotos illustriert.

● Nehmen Sie zunächst die beschriebene Ausgangsstellung ein. Beachten Sie die aufgeführten Grundregeln.

● Bleiben Sie mindestens solange in der Dehnposition, wie im Text angegeben ist, da sonst kein Dehneffekt eintritt. Längeres Dehnen ist jedoch möglich.

● Beachten Sie die Hinweise. Dort erfahren Sie auch, wie Sie die Dehnwirkung verstärken können.

● Weitere Hinweise zum Training entnehmen Sie bitte dem Kapitel »Die Trainingsgestaltung«.

Für die Durchführung aller Dehnübungen gilt:

– Ziehen Sie lockere Kleidung an, die Sie nicht behindert.
– Bewegen Sie sich langsam in die Dehnposition.
– Wippen Sie nicht in der Dehnposition.
– Beim Dehnen spüren Sie ein leichtes Ziehen in der Muskulatur.
– Entspannen Sie sich während des Dehnens; atmen Sie bei allen Übungen ruhig und gleichmäßig.
– Sollten Sie sich unsicher fühlen, halten Sie sich an der Wand oder einem Tisch fest.
– Es dürfen zu keiner Zeit Schmerzen auftreten!

Dehnung der Hüft-/Beinmuskulatur

D1

»Dehnung Oberschenkelvorderseite«

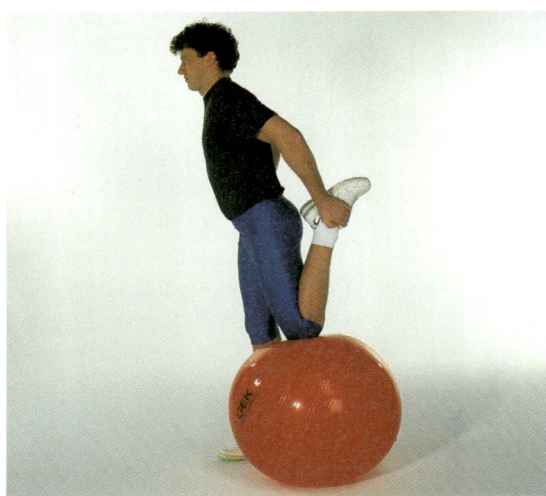

1. Ausgangsstellung: Stand, ein Bein liegt abgewinkelt auf dem Ball.

2. Ziehen Sie mit der Hand die Ferse zum Gesäß, und rollen Sie den Ball mit dem Knie leicht nach hinten.

3. Halten Sie die Dehnung 10 – 30 Sekunden, dann Seitenwechsel.

Hinweis:
- Achten Sie darauf, daß Sie die Ferse in Richtung Gesäß ziehen und nicht seitlich daran vorbei.
- Halten Sie Ihren Oberkörper aufrecht.
- Wenn Sie unsicher sind, halten Sie sich an der Wand oder einem Tisch fest.
- Spannen Sie Ihre Bauchmuskeln etwas an, dann fallen Sie nicht ins Hohlkreuz.
- Diese Übung können Sie gut mit D2 und D6 verbinden.

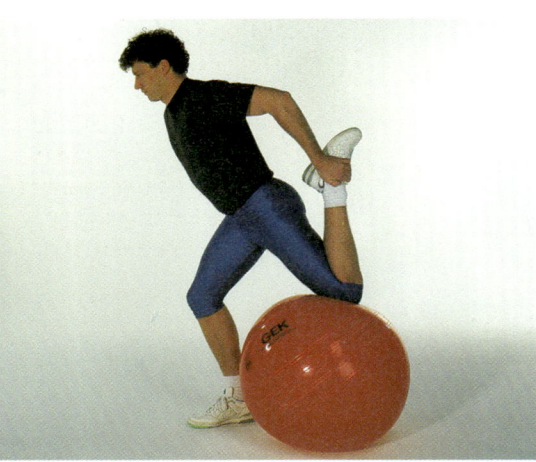

Dehnung der Hüft-/Beinmuskulatur

D2

»Dehnung Oberschenkelrückseite im Stand«

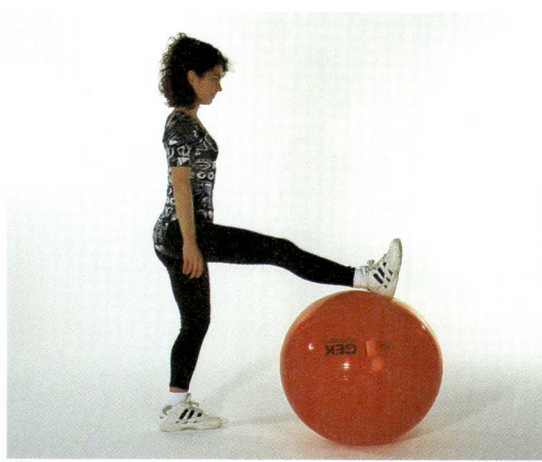

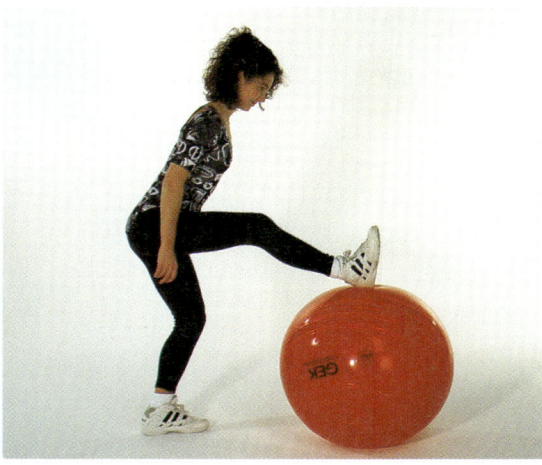

1. Ausgangsstellung: Stand, eine Ferse liegt auf dem Ball, das Bein ist dabei gestreckt.

2. Rollen Sie den Ball leicht zu sich heran, beugen Sie das Standbein etwas, und neigen Sie Ihren Oberkörper nach vorne.

3. Halten Sie die Dehnung 10 – 30 Sekunden, dann Seitenwechsel.

Hinweis:
Wenn Sie sich unsicher sind, halten Sie sich an der Wand oder einem Tisch fest.

Verstärkung der Dehnung:
- Beugen Sie das Standbein stärker.
- Rollen Sie den Ball mit der Ferse weiter zu sich heran.
- Schieben Sie das Gesäß verstärkt in Richtung Decke, ohne dabei ins Hohlkreuz zu gehen.

Dehnung der Hüft-/Beinmuskulatur   D3

»Dehnung Oberschenkelrückseite im Sitz«

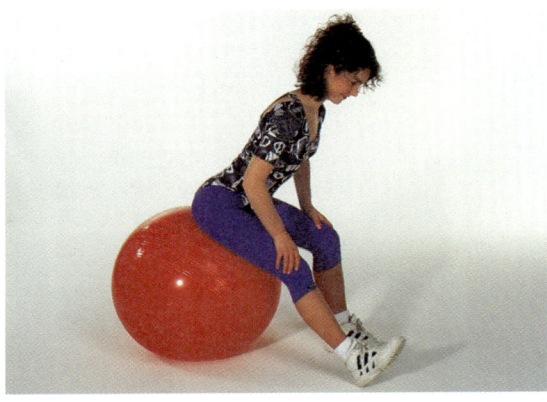

1. Ausgangsstellung: Sitz auf dem Ball.

2. Strecken Sie ein Bein, und neigen Sie Ihren Oberkörper in Richtung des gestreckten Beines nach vorne.

3. Halten Sie die Dehnung 10 – 30 Sekunden, dann Seitenwechsel.

Hinweis:
Lassen Sie den Rücken gerade, werden Sie nicht krumm.

Verstärkung der Dehnung:
- Je weiter Sie den Oberkörper nach vorne neigen, desto intensiver wird die Dehnung.
- Wenn Sie zusätzlich den Fuß des gestreckten Beins hochziehen, dehnen Sie auch die Waden.

Dehnung der Hüft-/Beinmuskulatur

D4

»Dehnung Oberschenkelrückseite«

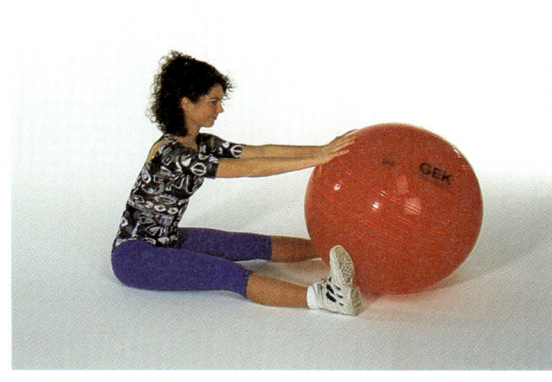

1. Ausgangsstellung: Sitz vor dem Ball, die Beine sind dabei gestreckt und gegrätscht, der Ball liegt dazwischen.

2. Rollen Sie den Ball mit beiden Händen nach vorne von sich weg, und neigen Sie Ihren Oberkörper dabei gestreckt nach vorne.

3. Halten Sie die Dehnung 10 – 30 Sekunden.

Hinweis:
Achten Sie darauf, daß Sie den Ball nur soweit nach vorne rollen, daß der Rücken nicht krumm wird.

Verstärkung der Dehnung:
- Je weiter Sie den Ball nach vorne rollen, desto intensiver wird die Dehnung.
- Durch zusätzliches Anziehen der Zehenspitzen geht die Dehnung auch in die Waden.

Dehnung der Hüft-/Beinmuskulatur

D5

»Dehnung Oberschenkelinnenseite«

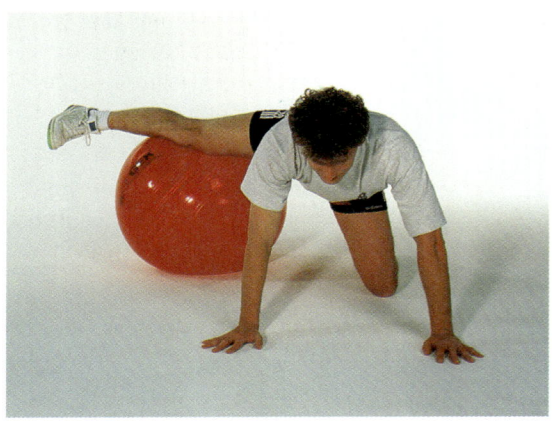

1. Ausgangsstellung: Bankstellung, ein Bein liegt mit der Innenseite auf dem Ball, das Bein ist gestreckt und zeigt schräg nach hinten.

2. Ziehen Sie die Fußspitze an, und schieben Sie dann das Bein nach außen.

3. Halten Sie die Dehnung 10 – 30 Sekunden, dann Seitenwechsel.

Hinweis:
– Ihre Kniescheibe soll nicht zum Ball zeigen, sondern nach außen.
– Richten Sie Ihren Blick zwischen die Hände auf den Boden.

Verstärkung der Dehnung:
● Setzen Sie Ihr Standbein weiter nach außen.
● Beugen Sie Ihre Ellbogen, und senken Sie dadurch Ihren Oberkörper gerade ab.

Dehnung der Hüft-/Beinmuskulatur

D6

»Dehnung Hüftbeuger im Stand«

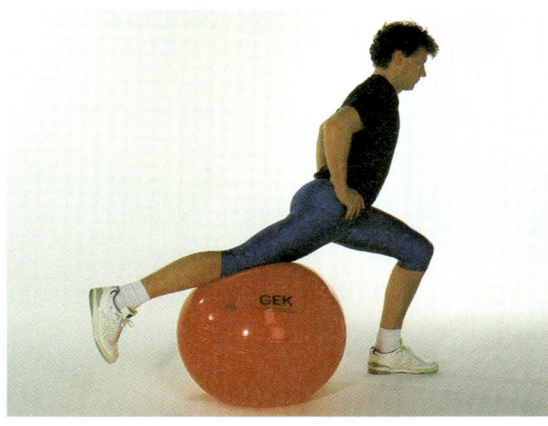

1. Ausgangsstellung: Stand, ein Bein liegt nach hinten gestreckt auf dem Ball, der Oberkörper ist aufrecht, das Standbein durchgestreckt.

2. Rollen Sie den Ball mit dem Bein nach hinten, und beugen Sie dabei das Standbein.

3. Halten Sie die Dehnung 10 – 30 Sekunden, dann Seitenwechsel.

Hinweis:
– Kippen Sie Ihren Oberkörper nicht nach vorne.
– Halten Sie sich bei Unsicherheit fest.
– Diese Übung können Sie sehr gut mit Übung D1 und D2 verbinden.

Verstärkung der Dehnung:
● Je tiefer Sie die Kniebeuge machen, desto stärker wird die Dehnung.

Dehnung der Hüft-/Beinmuskulatur

D7

»Dehnung Hüftbeuger im Sitz«

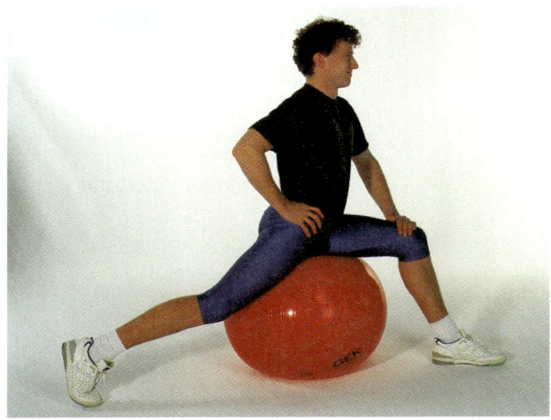

1. Ausgangsstellung: Sitz auf dem Ball, ein Bein liegt nach hinten gestreckt auf dem Ball, der Oberkörper ist aufrecht.

2. Rollen Sie mit dem Ball etwas nach vorne, indem Sie das vordere Knie beugen.

3. Halten Sie die Dehnung 10 – 30 Sekunden, dann Seitenwechsel.

Hinweis:
- Kippen Sie den Oberkörper nicht nach vorne.
- Halten Sie sich bei Unsicherheit fest.

Dehnung der Hüft-Beinmuskulatur

D8

»Dehnung Gesäßmuskel im Sitz«

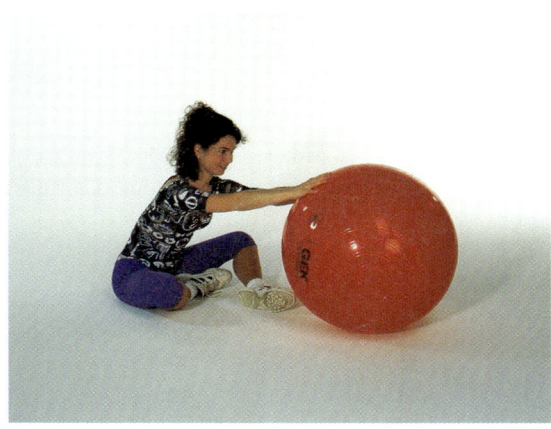

1. Ausgangsstellung: offener Schneidersitz, der Ball liegt vor dem Körper, die Hände liegen auf dem Ball.

2. Rollen Sie den Ball mit geradem Rücken nach vorne.

3. Halten Sie die Dehnung 10 – 30 Sekunden.

4. Nehmen Sie im offenen Schneidersitz das andere Bein nach vorne, und führen Sie die Übung erneut aus.

Hinweis:

● Tasten Sie sich vorsichtig an die Dehnposition heran, um Leistenschmerzen zu vermeiden.

Dehnung der Hüft-Beinmuskulatur

D9

»Dehnung Gesäßmuskel im Liegen«

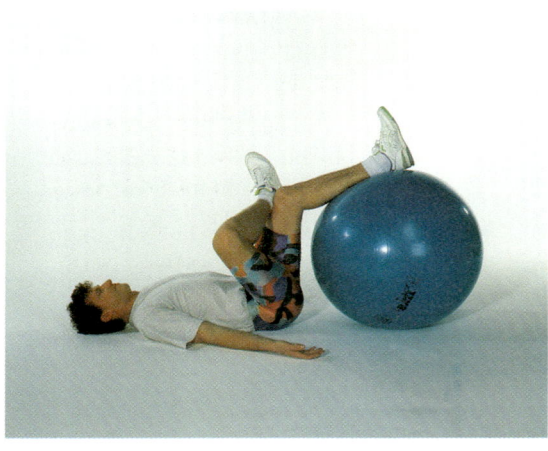

1. Ausgangsstellung: Rücken-
lage, ein Bein ist über das andere geschlagen. Das untere
Bein liegt auf dem Ball.

2. Rollen Sie nun den Ball zu
sich heran, indem Sie das Knie
beugen, und drücken damit
das obere Bein zum Körper.

3. Halten Sie die Dehnung
10 – 30 Sekunden, dann Seitenwechsel.

Hinweis:
- Lassen Sie Ihr Gesäß am Boden.
- Tasten Sie sich vorsichtig an die Dehnposition heran, um Leistenschmerzen zu
  vermeiden.

Dehnung der Hüft-/Beinmuskulatur

D10

»Dehnung Wade«

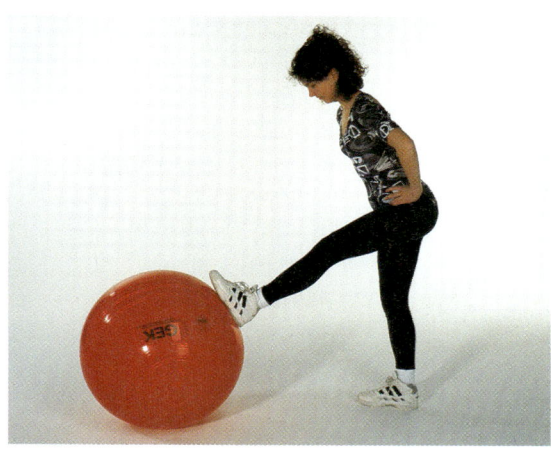

1. Ausgangsstellung: Stand, die Fußsohle hält mit gestrecktem Bein den Ball.

2. Rollen Sie den Ball mit dem Fuß etwas zu sich heran, lassen Sie dabei die Fußsohle auf ein und derselben Stelle.

3. Halten Sie die Dehnung 10 – 30 Sekunden, dann Seitenwechsel.

Hinweis:
– Bleiben Sie aufrecht.
– Halten Sie sich bei Unsicherheit fest.

Verstärkung der Dehnung:
● Ziehen Sie die Zehenspitzen in der Dehnungsphase an.

Dehnung der Bauchmuskulatur

D11

»Bogen«

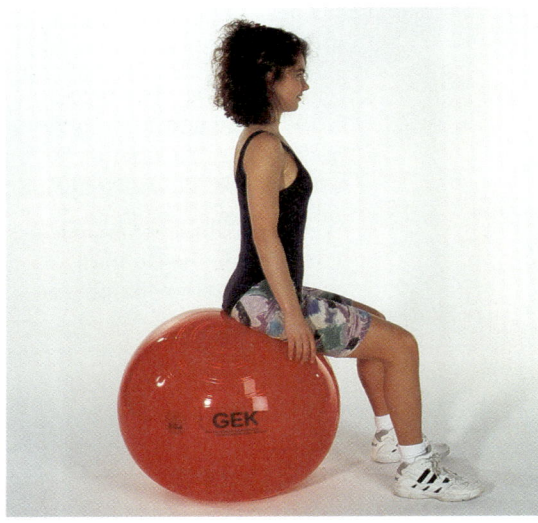

1. Ausgangsstellung: Sitz auf dem Ball.

2. Laufen Sie mit den Füßen nach vorne, und legen Sie Ihren Rücken und Kopf auf dem Ball ab.

3. Halten Sie die Dehnung 10 – 30 Sekunden.

Hinweis:
– Diese Übung finden Sie auch im Kapitel »Entspannen und Lockern« (E8).
– Überstrecken Sie den Kopf nicht nach hinten.
– Sie können in der Dehnposition leicht vor- und zurückrollen.
– Machen Sie die Übung nur, wenn Sie Ihnen guttut!

Verstärkung der Dehnung:
● Nehmen Sie Ihre Arme mit nach hinten (kleines Bild).
● Strecken Sie zusätzlich Ihre Beine aus.

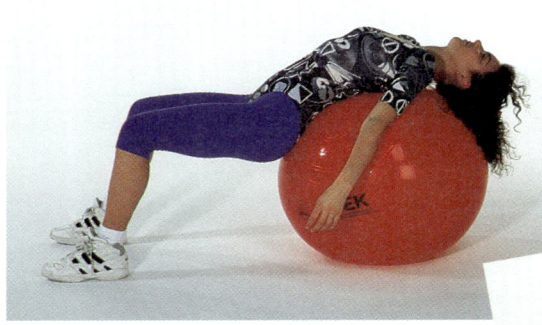

Dehnung der Bauchmuskulatur

D12

»Dehnung seitliche Rumpfmuskeln«

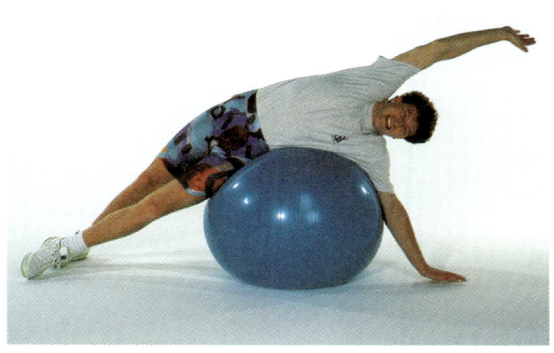

1. Ausgangsstellung: Seitlage über dem Ball.

2. Strecken Sie den oberen Arm, und machen Sie sich ganz »lang«.

3. Halten Sie die Dehnung 10 – 30 Sekunden, dann Seitenwechsel.

Hinweis:
● Versuchen Sie noch zusätzlich, in die gedehnte Seite zu atmen.

Dehnung der Rückenmuskulatur

D13

»Fauler Käfer«

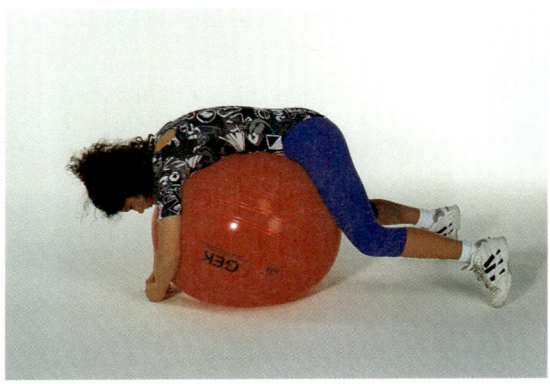

1. Ausgangsstellung: Bauchlage über dem Ball.

2. Legen Sie sich locker und
entspannt über den Ball.

3. Halten Sie die Dehnung
10 – 30 Sekunden.

Hinweis:
- Lassen Sie den Kopf locker hängen.
- Sie können den Ball auch ein wenig bewegen, wenn es Ihnen angenehm ist.
- Diese Übung finden Sie auch im Kapitel »Entspannen und Lockern« (E9).

Dehnung der Schulter- und Armmuskulatur

D14

»Dehnung Brustmuskel im Liegen«

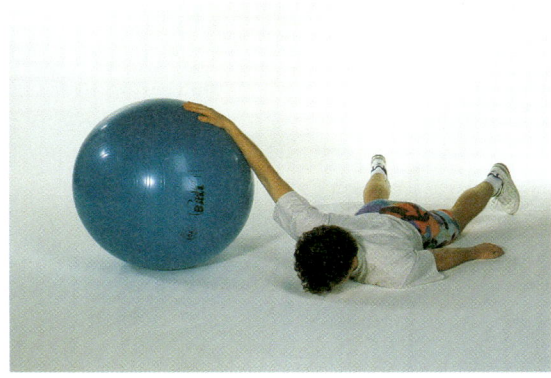

1. Ausgangsstellung: Bauchlage.

2. Legen Sie einen Arm auf
den Ball, und rollen Sie ihn
leicht nach außen. Dabei
drücken Sie Ihre Schulter
Richtung Boden.

3. Halten Sie die Dehnung
10 – 30 Sekunden, dann Seitenwechsel.

Hinweis:
– Halten Sie den Kopf gerade, und blicken Sie zum Boden.
– Rollen Sie den Ball in verschiedene Richtungen, und finden Sie die angenehmste
   Dehnposition.

Verstärkung der Dehnung:
● Schieben Sie den Arm weiter nach außen.
● Legen Sie die Hand auf den höchsten Punkt des Balles.

Dehnung der Schulter- und Armmuskulatur

D15

»Dehnung Brustmuskel am Tisch«

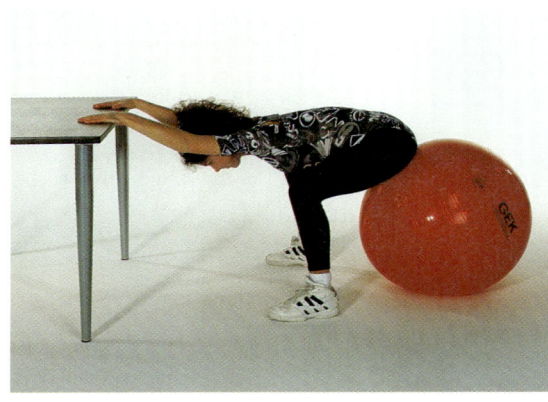

1. Ausgangsstellung: Sitz auf dem Ball.

2. Legen Sie beide Hände auf einen Tisch, beugen Sie Ihren Oberkörper nach vorne, und drücken Sie Ihre Schultern Richtung Boden.

3. Halten Sie die Dehnung 10 – 30 Sekunden.

Hinweis:
● Variieren Sie die Dehnung, indem Sie die Hände unterschiedlich weit auseinander auf den Tisch legen.

Dehnung der Fingermuskulatur

D16

»Dehnung Fingermuskeln«

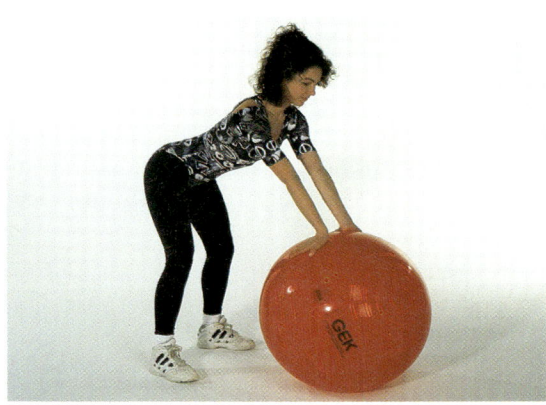

1. Ausgangsstellung: Stand, die Hände halten den Ball, die Fingerspitzen zeigen nach unten, die Arme sind gestreckt.

2. Rollen Sie den Ball nach vorne, ohne die Handposition am Ball zu verändern.

3. Halten Sie die Dehnung 10 – 30 Sekunden.

Hinweis:

● Stützen Sie sich nicht mit vollem Gewicht auf Ihre Hände, damit die Belastung auf die Handgelenke nicht zu groß wird.

Verstärkung der Dehnung:

● Drücken Sie die Handballen in den Ball.

Unser Tip:
Gerade bei Menschen, die viel sitzen, viel tippen und schreiben ist es sehr wichtig, die Fingermuskulatur regelmäßig zu dehnen, um Verspannungen und damit Schmerzen vorzubeugen.

Die Trainingsgestaltung

Die Übungsauswahl

Auf den vorangegangenen Seiten haben Sie eine Vielzahl unterschiedlicher Übungen mit dem Gymnastikball kennengelernt. Um ein effektives Training durchzuführen, müssen Sie keineswegs alle Übungen machen, sondern es genügt, eine seinem Trainingsziel entsprechende Auswahl an Übungen zu treffen. Am einfachsten ist es, wenn Sie die Trainingsprogramme auf den Seiten 101 ff. verwenden. Sie stellen eine auf das jeweils angegebene Ziel abgestimmte Auswahl an Übungen zusammen. Wollen Sie sich Ihr Training selbst kreieren, so sind hier einige Tips, die Sie beachten sollten:

● Wenn Sie noch keine Erfahrung mit dem Gymnastikball haben oder noch unsicher sind, sollten Sie sich erst ein wenig mit den Balleigenschaften vertraut machen. Sehen Sie sich dazu einmal die Entspannungsübungen E1–E3 an.

● Wärmen Sie sich vor den Kräftigungsübungen ein paar Minuten auf; dazu eignen sich die Übungen »Tanz auf dem Ball« im Kapitel »Spaß mit dem Gymnastikball« besonders gut.

● Der Ablauf des Trainings sollte so aussehen, daß Sie nach dem Aufwärmen die Kräftigungsübungen durchführen, dann folgen die Dehn- und Entspannungsübungen. Die Tabelle 5 auf Seite 100 zeigt Ihnen, welche Dehnübungen zu welchen Kräftigungsübungen passen.

● Wählen Sie für den Anfang einfache Übungen aus. Eine Orientierung geben wir Ihnen durch die Schwierigkeitsangabe bei den Kräftigungsübungen.

● Anfangs genügt es, wenige Übungen zu machen. Mit zunehmender Fitneß können Sie dann langsam Ihren Trainingsumfang, d.h. die Anzahl der Übungen, steigern.

● Bei der Auswahl der Übungen sollten Sie daran denken, nicht einseitig zu trainieren. Das heißt, es ist ungünstig, etwa nur die Bauchmuskeln zu stärken und die Rückenmuskeln zu vernachlässigen. Dies fördert ein Muskelungleichgewicht und kann langfristig zu Schmerzen führen.

● Sie müssen auch keineswegs Ihre Gymnastik nur mit dem Ball gestalten. Picken Sie sich einige Übungen heraus, und »würzen« Sie damit Ihre übliche Gymnastikstunde.

Wie oft und wie lange soll ich trainieren?

Nachdem Sie die Auswahl der Übungen getroffen haben, stellt sich die Frage: Wie oft soll ich das Training durchführen? Wie oft soll ich die einzelnen Übungen wiederholen?

● Um einen Trainingseffekt zu erzielen, sollten Sie mindestens 2mal in der Woche trainieren, besser 4 – 5mal. Trainieren Sie regelmäßig: Es ist besser, regelmäßig 2mal pro Woche zu trainieren als einmalig 5mal und dann wieder zwei Wochen nichts zu tun.

● Wie oft soll man die Übungen wiederholen? Auf den Übungsbeschreibungen sind die Wiederholungszahlen beziehungsweise die Haltedauer mit einer gewissen Bandbreite angegeben (z.B. 3 – 10mal, 6 – 12 Sekunden). Beginnen Sie am besten mit der niedrigsten Zahl, und steigern Sie, wenn Sie diese gut bewältigen. Günstig für den Trainingseffekt ist es, die Übungen in sogenannten Serien auszuführen, d.h. Sie wiederholen die Übung z.B. 8mal, machen dann etwa 30 Sekunden Pause und führen die Übung nochmals 8mal aus. Jetzt haben Sie zwei Serien der Übung gemacht.

● Wenn Sie die Trainingsbelastung steigern wollen, dann verfahren Sie wie folgt: Beginnen Sie mit 2 Serien und der niedrigsten angegebenen Wiederholungszahl bzw. Haltedauer. Steigern Sie je nach erreichtem Fitneßgrad die Wiederholungszahl bis zum angegebenen Maximum. Sobald Ihnen dies leicht fällt, so erhöhen Sie die Serienzahl und beginnen wieder mit der niedrigsten Wiederholungszahl, die Sie nun wiederum langsam an Ihren Trainingszustand anpassen. Dieses Vorgehen können Sie wiederholt anwenden, bis Sie Ihren gewünschten Trainingserfolg erzielen. Haben Sie Ihren »Idealzustand« erreicht, müssen Sie natürlich nicht mehr steigern. Hier ist es günstig, ab und zu die Übungen zu wechseln.

● Beachten Sie auch, daß Sie nach einer längeren Trainingspause mit einer geringeren Belastung als zuletzt beginnen.

> Bitte lesen Sie sich vor dem Start Ihres Trainings unbedingt die Ausführungen in den Abschnitten »Kräftigen mit dem Gymnastikball« ab Seite 50 und »Dehnen mit dem Gymnastikball« ab Seite 80 durch.

Tabelle 5 zeigt Ihnen, welche Dehnungsübungen gut zu welchen Kräftigungsübungen passen. Zum Beispiel ist es sinnvoll, K1 mit D10 zu kombinieren.

Tab. 5: »Übungskombinationen«

	Seite	D1	D2	D3	D4	D5	D6	D7	D8	D9	D10	D11	D12	D13	D14	D15	D16
		82	83	84	85	86	87	88	89	90	91	92	93	94	95	96	97
K1	52	x									x						
K2	53	x															
K3	54		x	x	x												
K4	55										x						
K5	56																
K6	57					x											
K7	58					x											
K8	59							x									
K9	60											x					
K10	61											x	x				
K11	62											x	x				
K12	63											x					
K13	64													x			
K14	65											x					
K15	66							x	x					x			
K16	67													x			
K17	68							x	x					x			
K18	69							x	x					x			
K19	70														x	x	
K20	71														x	x	
K21	72																
K22	73		x	x	x			x	x					x			
K23	74		x	x	x			x	x					x			
K24	75	x				x	x					x			x	x	
K25	76		x	x	x	x	x								x	x	
K26	77													x			
K27	78					x	x	x	x			x		x			
K28	79					x	x					x					

Denken Sie bei der Auswahl der Übungen daran, daß die gekräftigten Muskeln anschließend auch gedehnt werden, um deren Geschmeidigkeit zu erhalten.

Trainingsprogramme

In den Trainingsprogrammen haben wir Übungen unter trainingswissenschaftlichen Gesichtspunkten miteinander kombiniert. Die Einheiten sind auf das genannte Ziel hin abgestimmt. Sie können die Programme entweder vollkommen übernehmen oder sie durch Übungen Ihrer Wahl ergänzen. In den beiden Programmen »Ganzkörpertraining I« und »Ganzkörpertraining II« werden Übungen kombiniert, die vor allem Ihre Körperhaltung verbessern und den Halte- und Stützapparat kräftigen. Die Übungsauswahl zielt darauf ab, viele Muskeln ausgewogen zu beanspruchen. Dadurch wird ein Muskelungleichgewicht vermieden und Rückenschmerzen vorgebeugt.

Das Ganzkörpertraining I ist das Einsteigerprogramm. Für das Ganzkörpertraining II benötigen Sie mehr Zeit, und im Umgang mit dem Ball sollten Sie bereits geübt sein.

Bitte verwenden Sie für die Wiederholungen der einzelnen Übungen die Anzahl, die in der jeweiligen Übungsbeschreibung von uns angegeben wird. Unter dem Punkt »Wie oft und wie lange soll ich trainieren?« auf Seite 99 erfahren Sie, welche Wiederholungszahl für Sie geeignet ist.

Im »Büroprogramm« haben wir Ihnen einige Übungen zusammengestellt, die die Muskulatur lockern und die Sie, wie der Name bereits verrät, an Ihrem Schreibtisch machen können. Die Übungen helfen, Verspannungen vorzubeugen, die durch lange, einseitige Belastungen – vor allem durch langes Sitzen – entstehen. Dazu ist es wichtig, daß Sie die Übungen häufig, aber nur für kurze Zeit machen. Nehmen Sie sich alle 2–3 Stunden 2–5 Minuten Zeit für Ihr Wohlbefinden!

Ganzkörpertraining I

Ziel: Kräftigung der gesamten Körpermuskulatur und Verbesserung der Körper-
         haltung
Dauer: ca. 20 Minuten

Übungen:
    Aufwärmen:
        E1: »Federn«, S. 33

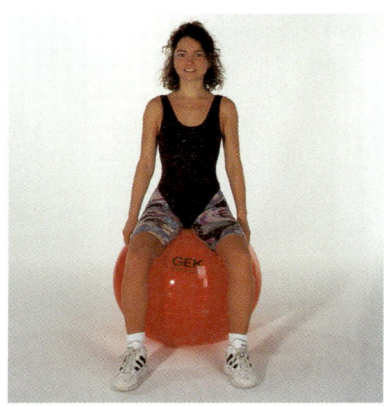

        E2: »Beckenwippe«, S. 34

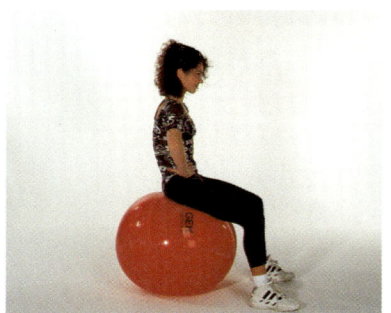 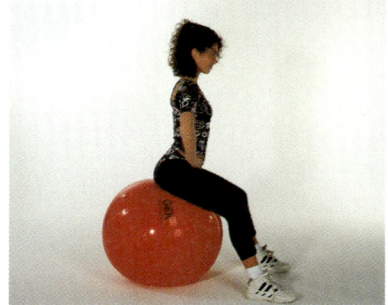

E3: »Seitliche Beckenwippe«, S. 35

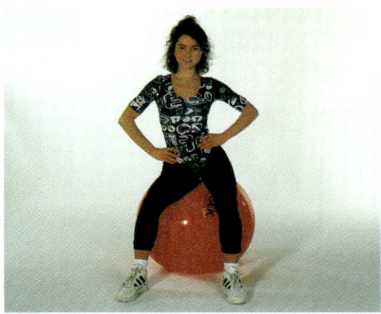

Hauptteil:
K15: »Diagonale«, S 66

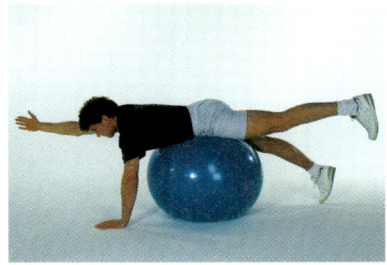

K10: »Roll den Ball«, S. 61

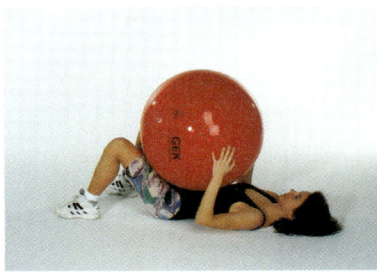 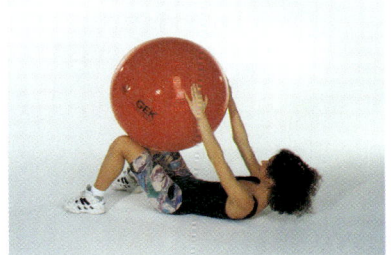

K10: »Roll den Ball« Variation für schräge Bauchmuskeln, S. 61

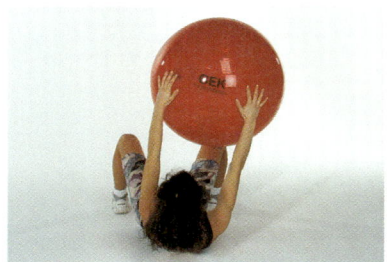

K2: »Kniebeuge« S. 53

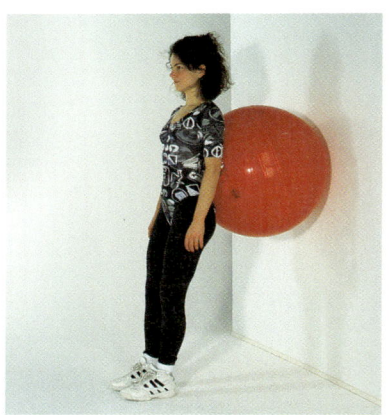
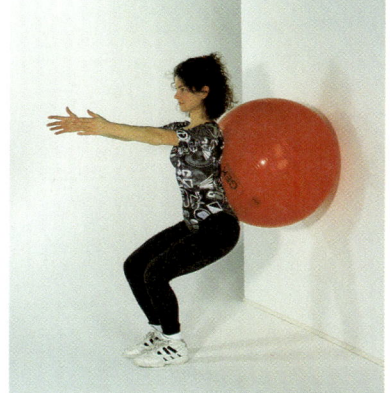

K22: »Brücke«, S. 73

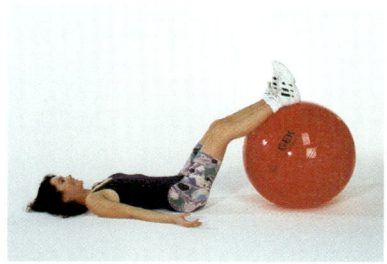
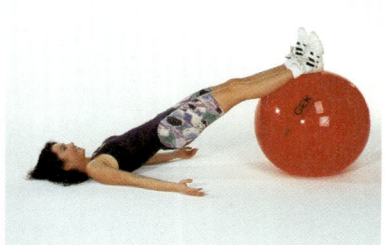

Ausklang:

    D3: »Dehnung Oberschenkelrückseite im Sitz«, S. 84

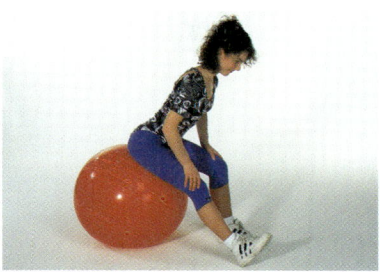

    D6: »Dehnung Hüftbeuger im Stand«, S. 87

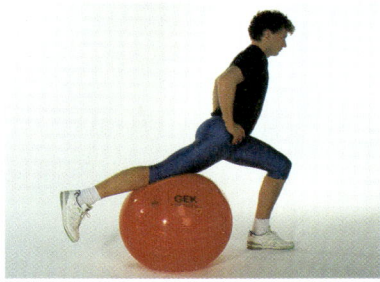

    D11: »Bogen«, S. 92

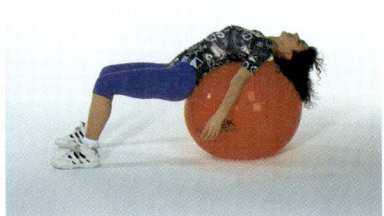

D13: »Fauler Käfer«, S. 94

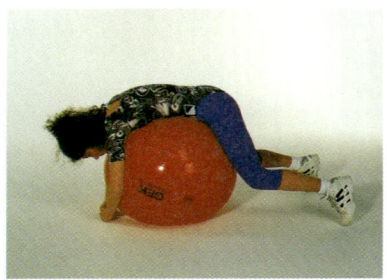

Danach können Sie sich noch ca. 5 – 10 Minuten entspannen, zum Beispiel mit der »Stufenlagerung« E7 auf Seite 39. Lesen Sie bitte hierzu die Ausführungen im Kapitel »Entspannen und Lockern«.

Ganzkörpertraining II

Ziel: Kräftigung der gesamten Körpermuskulatur und Verbesserung der Körper-haltung

Dauer: ca. 30 Minuten

Übungen:
  Aufwärmen:
    E1: »Federn«, S. 33 mit Variationen der Arme und Beine

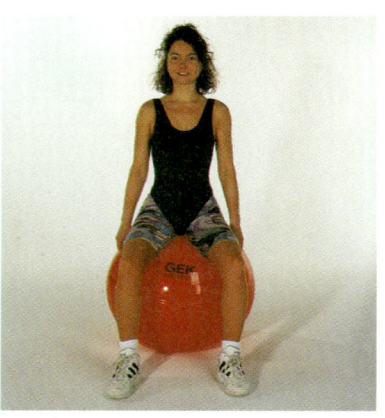 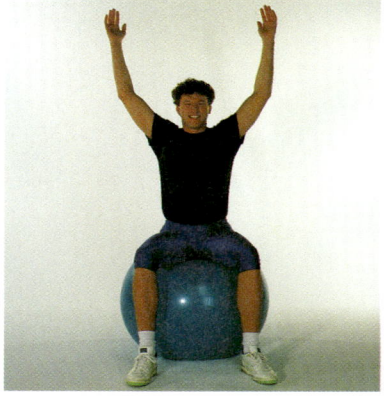

Hauptteil:
   K24: »Krabbeln«, S. 75

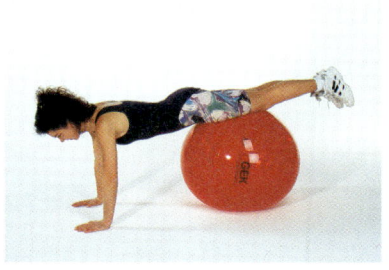 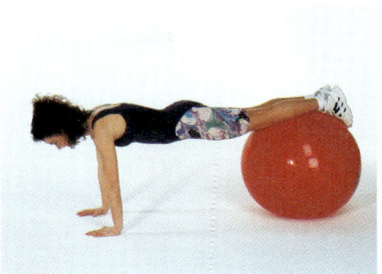

K16: »Flieger«, S. 67

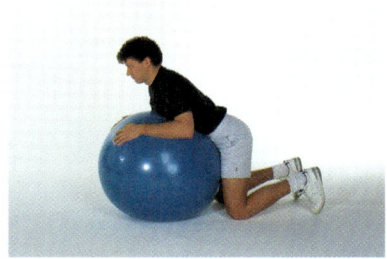 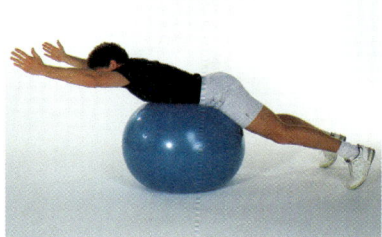

K11: »Bauchbrett«, S. 62

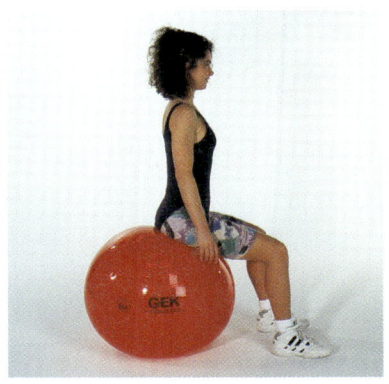 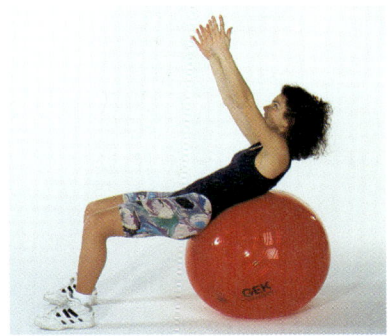

K20: »Liegestütz«, S. 71

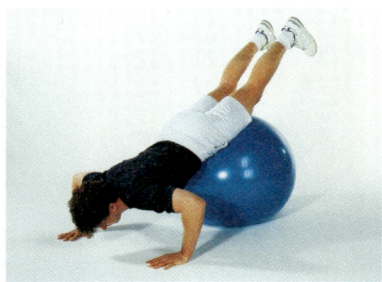

K22: erste Variation von »Brücke«, S. 73

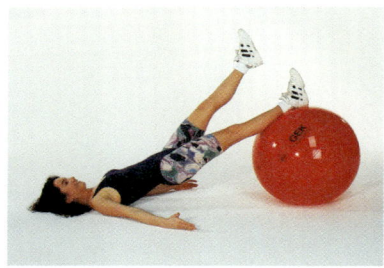

Ausklang:
D2: »Dehnung Oberschenkelrückseite im Stand, S. 83

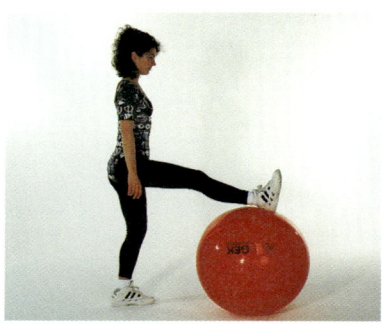 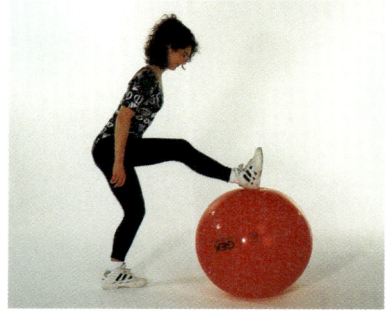

D6: »Dehnung Hüftbeuger im Stand«, S. 87

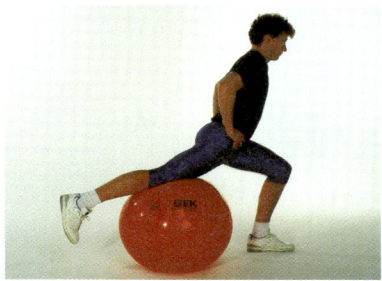

D8: »Dehnung Gesäßmuskel im Sitz«, S. 89

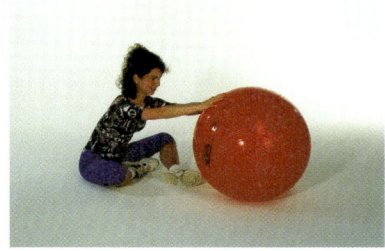

D11: »Bogen«, S. 92

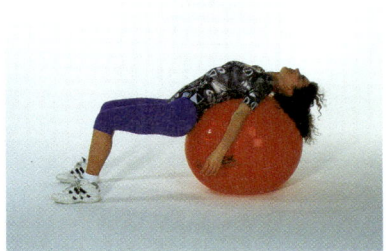

D13: »Fauler Käfer«, S. 94

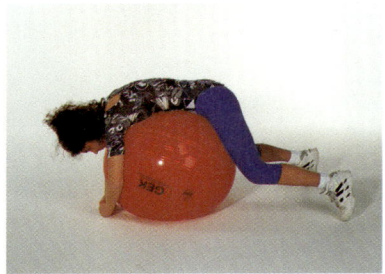

Danach können Sie sich noch ca. 5 – 10 Minuten entspannen; zum Beispiel mit der »Stufenlagerung« E7 auf Seite 39. Lesen Sie bitte hierzu die Ausführungen im Kapitel »Entspannen und Lockern«.

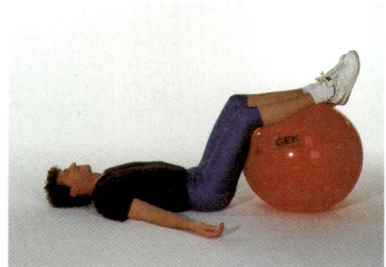

Büroprogramm

Ziel:　　Lockerung und Entspannung der Muskulatur im Büro
Dauer:　ca. 5 Minuten

Übungen:
　　　E1: »Federn« mit erster Variation, S. 33

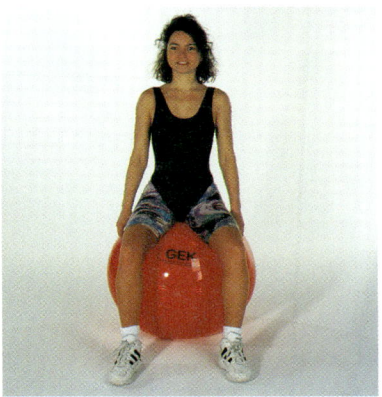 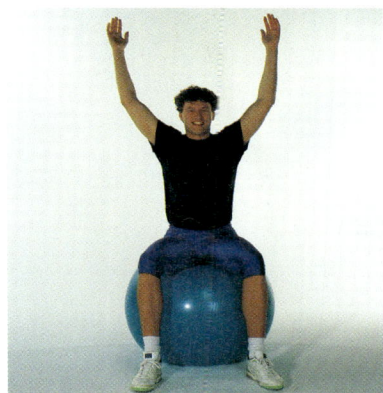

　　　E2: »Beckenwippe«, S. 34

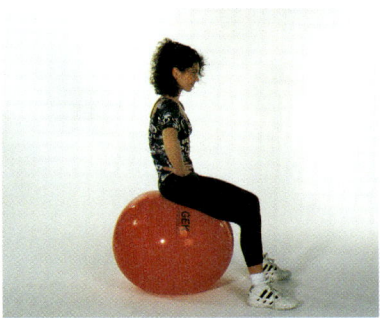 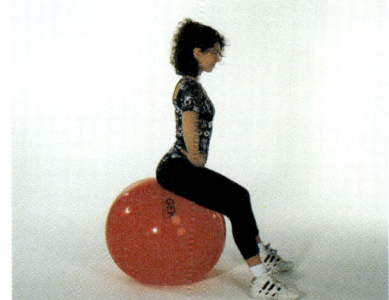

E3: »Seitliche Beckenwippe«, S. 35

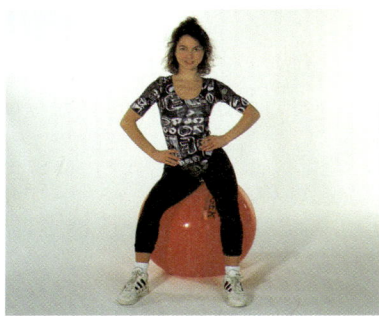

E2 und E3 zum Beckenkreisen verbinden

D15: »Dehnung Brustmuskel am Tisch«, S. 96

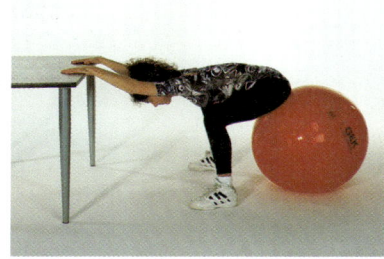

D16: »Dehnung Fingermuskeln«, S. 97

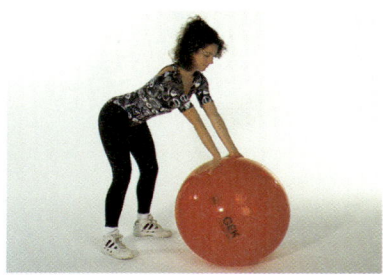

Heben Sie Ihre Arme zur Decke, und atmen Sie dabei jeweils tief ein. Atmen Sie beim Senken der Arme bewußt kräftig aus. Wiederholen Sie dies 2 – 3mal.

Stundenbilder

Diese Stundenbilder sollen eine Hilfe sein für all jene, die den großen Gymnastikball im Lehrwesen nutzen wollen, sei es in der Schule oder im Verein, mit Kindern, Erwachsenen oder Senioren.

Wichtig ist bei einer Ausarbeitung einer Stunde vor allem die Zielsetzung, also z.B. Muskelkräftigung oder Schulung der Geschicklichkeit, die zur Verfügung stehende Zeit, das Alter, die Größe der Gruppe und die Größe und Möglichkeit des Raumes zu berücksichtigen.

Stundenbild für Schulkinder

Diese Übungsstunde haben wir hauptsächlich in Schulen bei Kindern zwischen 6 und 12 Jahren erprobt. Die Übungen dauern etwa 45 Minuten, die Gruppengröße liegt bei 15 bis maximal 30 Kindern. Je nach Gruppengröße braucht man einen Raum von der Größe einer halben bis ganzen Schulsporthalle. Ziel ist es, den Kindern Einblick in die Möglichkeiten des Balls zu geben und Spaß zu vermitteln. Die korrekte Sitzhaltung und die Hinführung zum rückenfreundlichen Verhalten sind wichtige Inhalte dieser Stunde.

1. Einführung:
Kindgerechtes Erklären, welche Vorteile der Ball für den Körper hat, zum Beispiel mit einem Wirbelsäulenmodell, Plakaten mit Abbildungen zum krummen und geraden Sitzen. Auch mit Hilfe von Singspielen lassen sich Lerninhalte spielerisch vermitteln.

2. Aufwärmen und Hinführung zum Ball:
- Jedes Kind bekommt einen passenden Ball. Im Raum verteilt darf jeder für sich ausprobieren, was man mit dem Ball machen kann (Appell an Vernunft: nicht schießen oder jemanden abwerfen)
- Aufwärmspiel zu Musik (siehe S. 25)

3. Hauptteil:
– Sitz auf dem Ball: E1: »Variation Arme und Beine« und »Hampelmann«

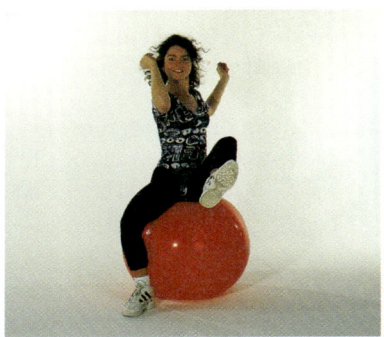 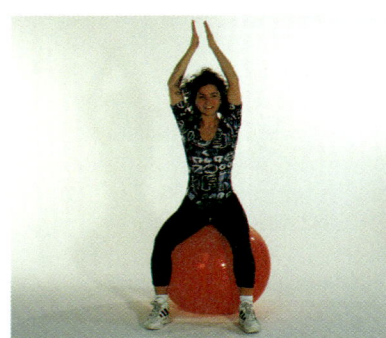

K28 »Wackeliger Stuhl«

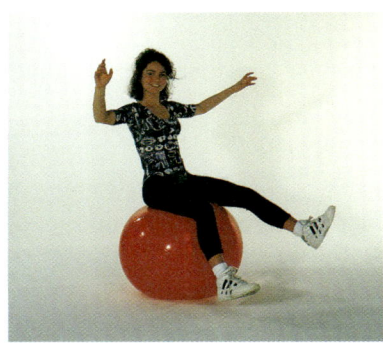

– Rückenlage über den Ball: E8: »Bogen«

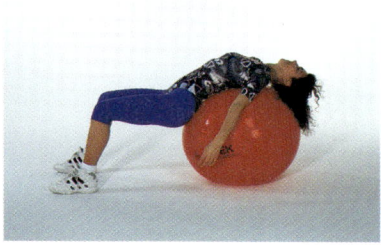

K11: »Bauchbrett«

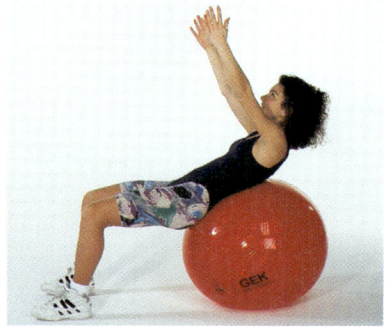

K12: »Kleine Schritte«

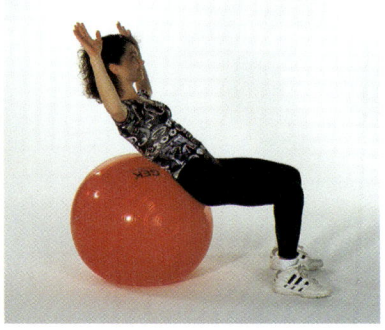

– Bauchlage über den Ball: E9: »Fauler Käfer«

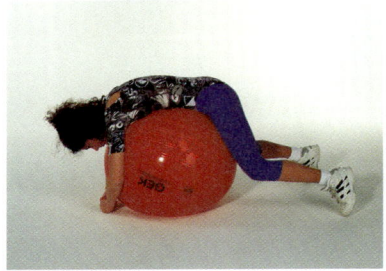

K16: »Flieger«

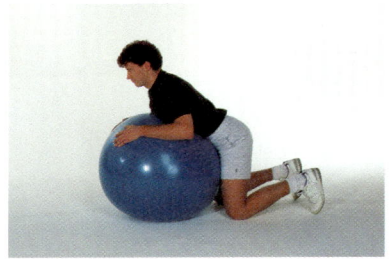 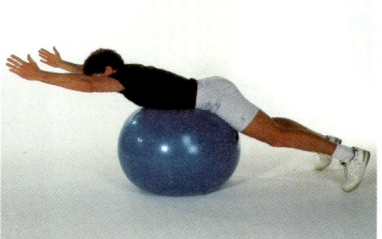

K24: »Krabbeln«

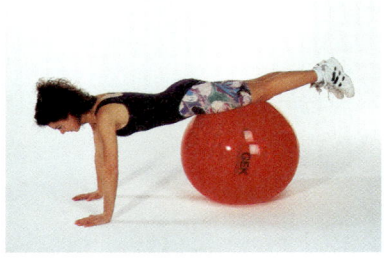 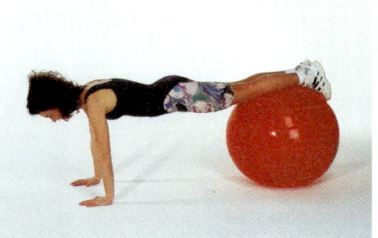

K25: »Igel« und Variation

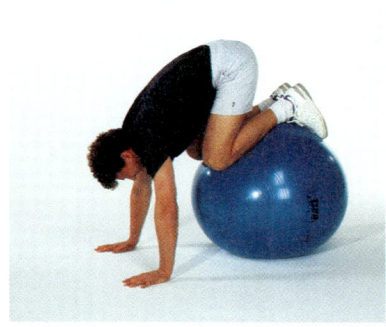
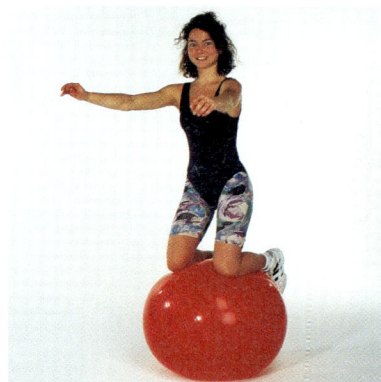

K27: »Sprungfeder« (nur bei älteren Kindern)

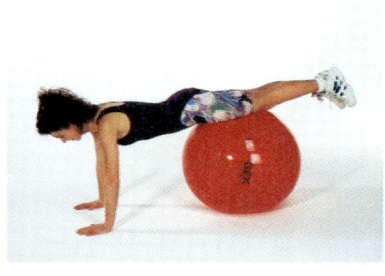
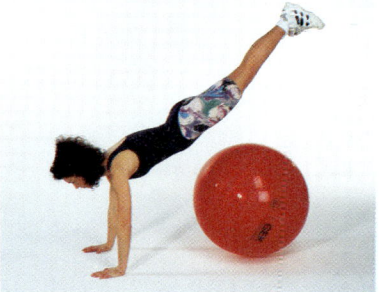

–   »Tanz auf dem Ball« zu Musik (siehe S. 21–24)

4. Schluß:
»Reise nach Jerusalem« (siehe S. 28)

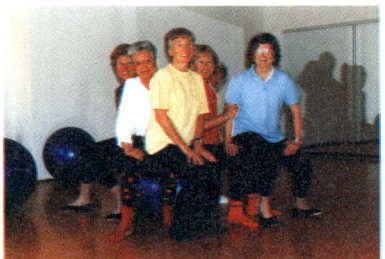

Schnupperstunde für Erwachsene

Diese 90 Minuten eignen sich sehr gut zur Vorstellung einer Rückenschule, zur Einführung in die Möglichkeiten und Vorteile des Balls und zur Fortbildung für Lehrer und Erzieher, die an Projekten »Bälle im Klassenzimmer« teilnehmen.

1. Einführung:
   – Anatomie des Körpers, speziell der Wirbelsäule (Wirbelsäulenmodell)
   – Wirkungen des Balls, Erklärung der Vorteile des Balls

2. Aufwärmen:
   – »Aufwärmspiel« (siehe S. 25)
   – »Molekülstaffel« (siehe S. 26)

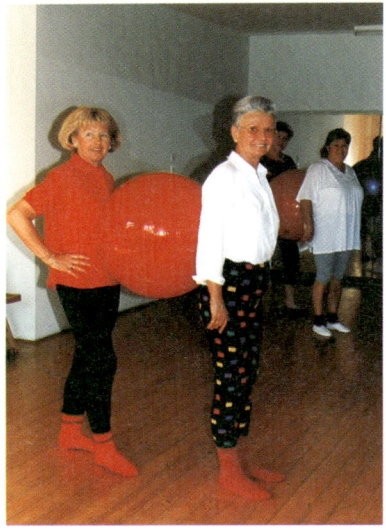

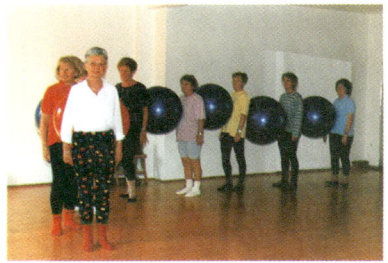

3. Hauptteil:
– Richtiges Sitzen auf dem Ball in Theorie (Größe, Beckenkippung, Beinstellung) und Praxis
– Dehnen mit Musik auf dem Ball (siehe letzter Teil zu »Tanz auf dem Ball« (S. 24)
– Richtiges Bücken in Theorie und Praxis, Spiel »Kettenball« (siehe S. 27)
– Übungen auf dem Ball im Sitzen, in Rücken- und Bauchlage, je nach Können der Gruppenteilnehmer und Zeit (Übungsauswahl ähnlich der Kinder, siehe S.29 – 31)
– »Tanz auf dem Ball«, je nach Können (siehe S. 21 –24)

4. Schluß:
– Entspannung mit »Phantasiereise« oder »Progressive Muskelentspannung«, wenn angenehm mit »Stufenlagerung« E7.
– Als Alternative ist eine Vorstellung der verschiedenen Entspannungslagen aus dem Kapitel »Entspannen und Lockern« mit entsprechender Atemtechnik möglich.

Bewegungspausen in der Schule

Bewegungspausen am Ende einer Schulstunde oder während des Unterrichts sind eine geeignete Maßnahme, um ein langes, ermüdendes Sitzen zu unterbrechen. Verspannungen kann vorgebeugt und die Konzentrationsfähigkeit wieder angekurbelt werden. Oft reichen 3 – 5 Minuten Pause, um wieder effektiv arbeiten zu können. Es bieten sich verschiedene Möglichkeiten an:

1. Nutzen Sie das »Rotierende System«, bei dem die Kinder zwischen Bällen und Stühlen wechseln (siehe S. 19) als Bewegungspause. Lassen Sie die Kinder der vorderen Reihen ihre Bälle bzw. Stühle nach hinten tragen und umgekehrt. Gleichzeitig können Sie hier das richtige Bücken und Tragen ansprechen.
2. Innerhalb einer Schulstunde können Sie die Kinder die Stühle bzw. Bälle wechseln lassen, wobei die Sitzgelegenheiten an ihrem Platz bleiben. Fordern Sie die Kinder auf, nach und nach einen Platz weiter zu gehen, bis sie nach einer gewissen Zeit wieder auf ihrem Stuhl oder Ball sitzen. Beim Wechseln können die Kinder sich selbst gestellte Aufgaben erfüllen, z.B. mit nach oben ausgestreckten Armen, mit gegenseitigem Begrüßen etc. die Sitze wechseln.

3. Lassen Sie die Kinder einige einfache Übungen aus diesem Buch machen:
– E1: »Federn« mit allen Variationen der Arme und Beine, Hampelmann (siehe S. 33)

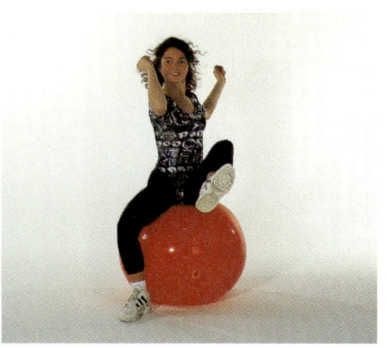 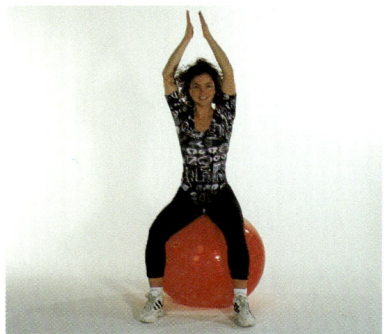

– E2: »Beckenwippe« (siehe S. 34)

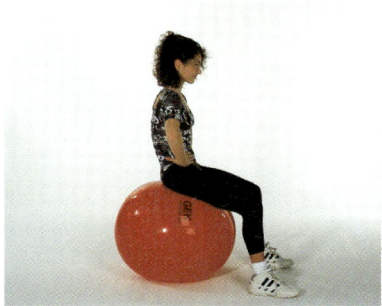 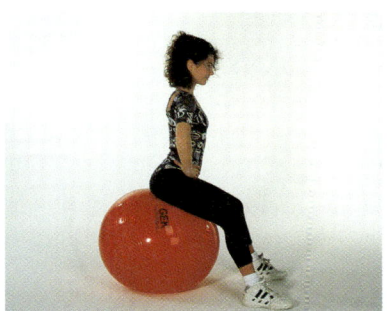

– E3: »seitliche Beckenwippe« (siehe S. 35).

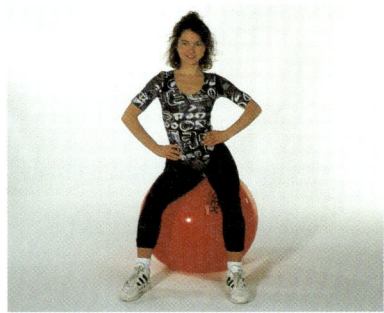

Verwendete und weiterführende Literatur

AEV Arbeiter-Ersatzkassen-Verband e.V.: Gesund alt werden. AEV, Siegburg

Brügger, A.: Gesunde Körperhaltung im Alltag. Zürich 1990

Hettinger, T.: Fit sein – Fit bleiben. Isometrisches Muskeltraining für den Alltag. Mit 10-Minuten-Trainingsprogrammen. TRIAS, Stuttgart 1989

Höhnke, O.; Ramme-Wichmann, A.: Bewegung und Entspannung am Arbeitsplatz. Ganzheitliches Trainingsprogramm für alle, die am Bildschirm arbeiten, viel sitzen und etwas gegen die Folgen einseitiger Beanspruchung unternehmen wollen. TRIAS, Stuttgart 1990

Kempf, H.-D.: Die Rückenschule, rororo, Reinbek 1990

Kempf, H.-D.; Fischer, J.: Rückenschule für Kinder. rororo, Reinbek 1990

Melas, I.: Die natürliche Bewegung. Energie bewahren, Körperbewußtsein entwickeln, Harmonie finden. TRIAS, Stuttgart 1993

Ohm, D.: Progressive Relaxation. Tiefmuskelentspannung nach Jacobson. Einführung und Übungen. Kombinationsmöglichkeiten mit dem Autogenen Training. TRIAS, Stuttgart 1997

Ohm, D.: Progressive Relaxation – Die Tonkassette. Tiefmuskelentspannung nach Jacobson. Übungsprogramme. TRIAS, Stuttgart 1996

Platzer, W.; Kahle, W.; Leonhardt, H.: Taschenatlas der Anatomie. Georg Thieme Verlag, Stuttgart 1986

Pullig Schatz, M.: Yoga für den Rücken. TRIAS, Stuttgart 1994

Reichel, H.-S.; Schuck, M.; Seibert, W.; Hatzelmann, E.; Helmer, G.: Die Wirbelsäule: Prävention und Rehabilitation durch Bewegung und Entspannung. Sportinform, Oberhaching 1992

Spring, H.; Illi, U.; Kunz, H.-R.; Röthlin, K.; Schneider, W.; Tritschler, Th.: Dehn- und Kräftigungsgymnastik. Georg Thieme Verlag, Stuttgart 1992

Weineck, J.: Sportanatomie. perimed-Verlag, Erlangen 1991

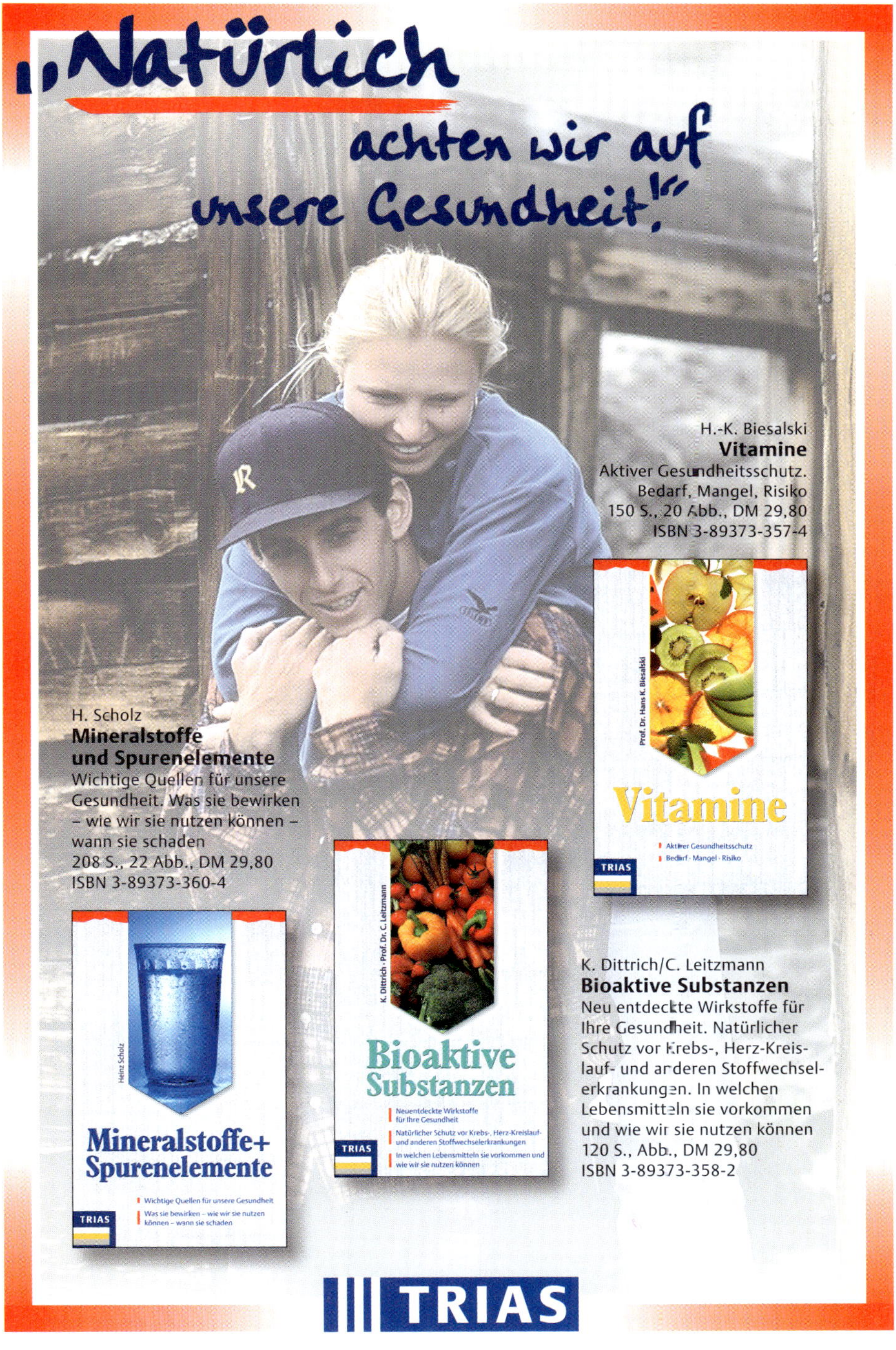

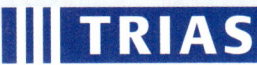

Erholen und Entspannen...

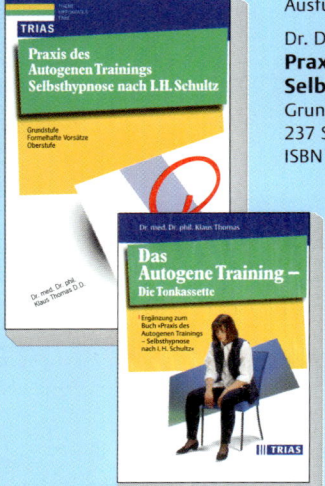

Ausführlich nach der Originalmethode:

Dr. Dr. med. phil. Klaus Thomas
Praxis des Autogenen Trainings –
Selbsthypnose nach I. H. Schultz
Grundstufe. Formelhafte Vorsätze. Oberstufe
237 S., DM 26,80 / SFr 25,60 / ÖS 196,–
ISBN 3-89373-002-8

Dr. Dr. med. phil. Klaus Thomas
Das Autogene Training – Die Tonkassette
Ergänzung zum Buch »Praxis des Autogenen
Trainings – Selbsthypnose nach I. H. Schultz«
Tonkassette, Begleitheft
DM 39,80 / SFr 37,50 / ÖS 295,–
ISBN 3-89373-383-3

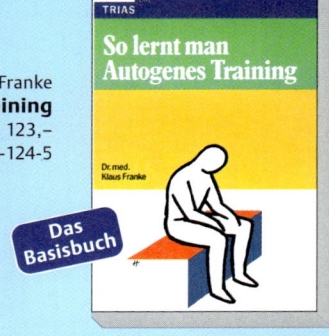

Dr. med. Klaus Franke
So lernt man Autogenes Training
79 S., 7 Abb., DM 16,80 / SFr 16,20 /ÖS 123,–
ISBN 3-89373-124-5

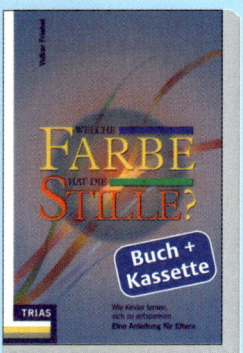

Dr. Volker Friebel
Welche Farbe hat die Stille?
Wie Kinder lernen sich zu entspannen.
Eine Anleitung für Eltern
151 S., 12 Abb., mit Tonkassette,
DM 39,80 / SFr 37,50 / ÖS 291,–
ISBN 3-89373-319-1

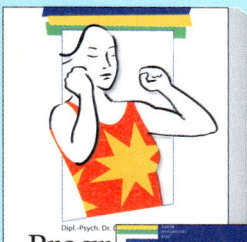
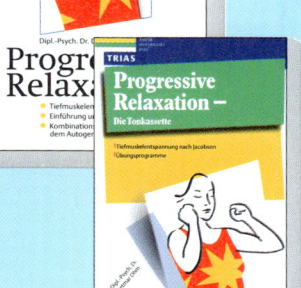
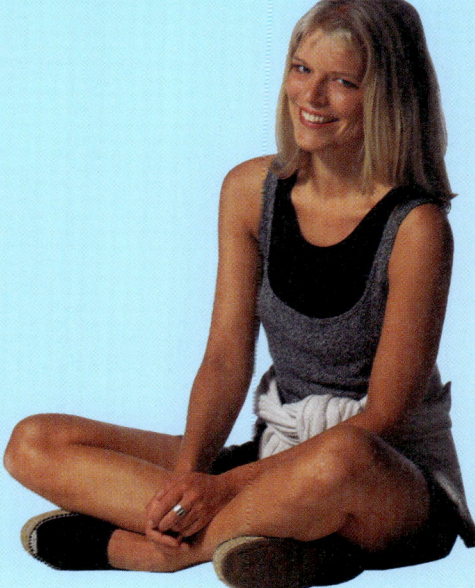

Gesund und munter...

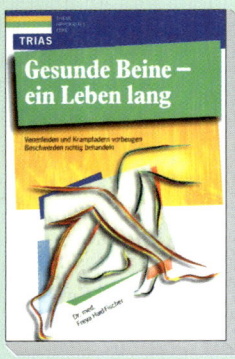

Dr. med. Freya Haid-Fischer
Gesunde Beine – ein Leben lang
Venenleiden und Krampfadern vorbeugen.
Beschwerden richtig behandeln
176 S., 55 Abb.,
DM 29,80 / SFr 28,40 / ÖS 218,–
ISBN 3-89373-292-6

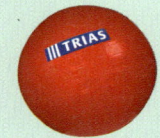

Prof. Dr. Ulrich Bartmann
Laufen und Joggen
und seine positiven Auswirkungen auf die Psyche:
Streß, Ängste und Depressionen hinter sich lassen.
Mit Schwung zu mehr Ausgeglichenheit und
Selbstbewußtsein. Trainingsanleitungen
98 S., 4 Abb.,
DM 19,80 / SFr 19,10 / ÖS 145,–
ISBN 3-89373-214-4

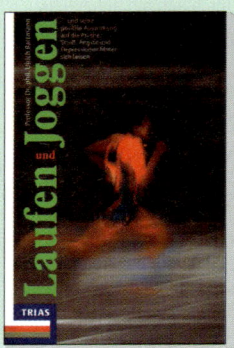

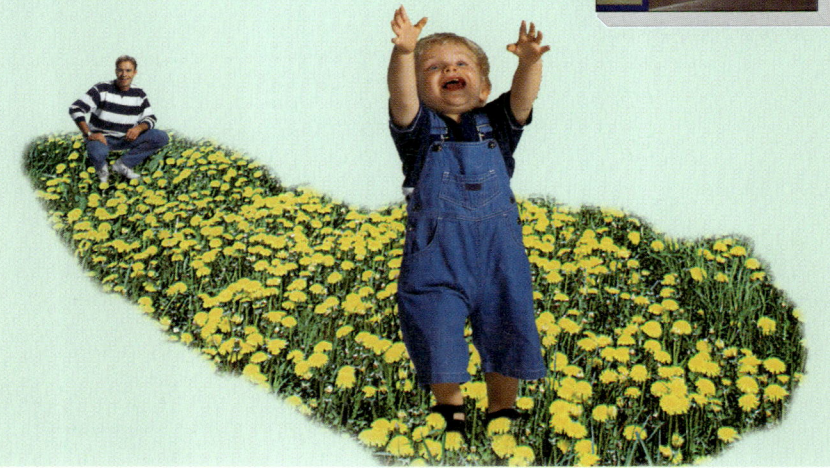

...mit Freude in Bewegung!

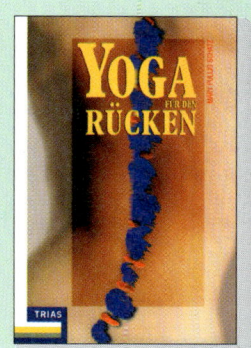

Dr. Mary Pullig Schatz
Yoga für den Rücken
246 S., 120 Abb.,
DM 42,– / SFr 39,60 / ÖS 307,–
ISBN 3-89373-274-8

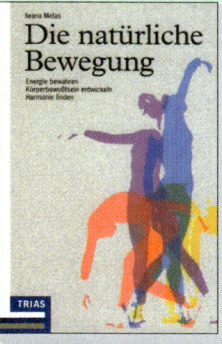

Ileana Melas
Die natürliche Bewegung
Energie bewahren, Körperbewußtsein entwickeln,
Harmonie finden
160 S., 200 Abb., DM 39,80 / SFr 37,50 / ÖS 291,–
ISBN 3-89373-234-9

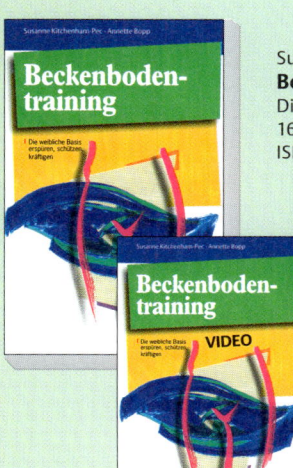

Susanne Kitchenham-Pec / Annette Bopp
Beckenbodentraining
Die weibliche Basis erspüren, schützen und kräftigen
160 S., 35 Abb., DM 29,80 / SFr 28,40 / ÖS 218,–
ISBN 3-89373-377-9

Susanne Kitchenham-Pec / Annette Bopp
Beckenbodentraining Video
VHS-Video, DM 49,80 / SFr 46,80 / ÖS 369,–
ISBN 3-89373-310-8

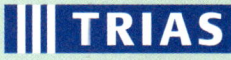

TRIAS
Ratgeber & Sachbücher

TRIAS Verlag
Rüdigerstraße 14
70469 Stuttgart
Tel. 07 11 / 89 31-0
Fax 07 11 / 89 31-563

Preisänderung und Irrtum vorbehalten.